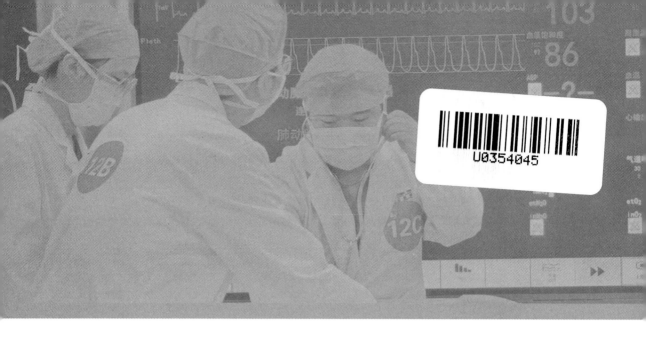

麻醉科住院医师规范化培训结业临床实践能力考核 模拟题

主编 魏昕 王胜

编委 王莉珍 许敏 谢莉 杨歆璐

中国科学技术大学出版社

内 容 简 介

本书依据《麻醉科住院医师规范化技能结业考核大纲》，结合2020—2023年临床实践能力考核真题及中国科学技术大学第一附属医院（安徽省立医院）麻醉科住院医师规范化技能结业考核经验，以临床典型病例为基础编写而成，包括完整考试流程的3站内容，即常见疾病麻醉处理考站、特殊病例麻醉处理考站、医患沟通考站，每站有20套真题，后附有2套模拟题。

本书可为备战麻醉科住院医师规范化技能结业考核的考生提供参考，也可供相关专业的医学生参考使用。

图书在版编目(CIP)数据

麻醉科住院医师规范化培训结业临床实践能力考核模拟题 / 魏昕，王胜主编. -- 合肥：中国科学技术大学出版社，2025.4. -- ISBN 978-7-312-06242-1

Ⅰ. R614-44

中国国家版本馆CIP数据核字第2025WA9903号

麻醉科住院医师规范化培训结业临床实践能力考核模拟题
MAZUI KE ZHUYUAN YISHI GUIFANHUA PEIXUN JIEYE LINCHUANG SHIJIAN NENGLI KAOHE MONITI

出版	中国科学技术大学出版社
	安徽省合肥市金寨路96号,230026
	http://press.ustc.edu.cn
	https://zgkxjsdxcbs.tmall.com
印刷	安徽省瑞隆印务有限公司
发行	中国科学技术大学出版社
开本	787 mm×1092 mm 1/16
印张	15.5
字数	358千
版次	2025年4月第1版
印次	2025年4月第1次印刷
定价	60.00元

前　言

随着住院医师规范化培训(以下简称"住培")工作的全面铺开及深入开展,2021年国家卫生健康委员会发布了全国适用的麻醉专业《住院医师规范化培训结业临床实践能力考核标准方案》,同年安徽省启用了该考核方案。2022年考核方案又作了更新,规定第一站和第二站的4个操作可以相互调整,其他内容并无大的改动。新的考核方案无论是对学员、教学师资还是对培训基地都提出了新的要求。中国科学技术大学附属第一医院(安徽省立医院)作为安徽省首批麻醉专业重点基地,承担了4个年度的执考和组织工作。受限于场地因素,前3年的考试安排4个半天,共计4套考题,第4年缩减成3个半天,3套考题。经过4年的积累,我们将4年真题集结起来进行解析,形成了本书的基本内容,其中有些考题也经过了相应的修订,力求达到与时俱进。本书还特别编制了2套模拟题,根据考官版和考生版分别进行编制,供各单位实施模拟考试时参考。

在本书的编写过程中,除了编者外,其他指导老师如胡玲、袁季、朱冰清也参与了部分考题的编写,在此表示感谢!希望本书的出版,能给广大麻醉专业的考生复习带来帮助,更深层的意义在于通过本书的学习,能够改进考生们的临床工作。同时,本书也可为麻醉专业的带教老师提供一些教学和备考的素材。

限于编者水平,本书虽经反复修改,但疏漏之处难免,敬请各位专家和读者批评指正,以期再版时修订和完善。

魏　昕

2024年6月

目 录

前言 ……………………………………………………………………………… (ⅰ)

第一章 2022版麻醉专业住培结业技能考核大纲解读 …………………… （1）
第一节 常见疾病麻醉处理考站内容解读（第一站） ………………… （1）
第二节 特殊病例麻醉处理考站内容解读（第二站） ………………… （3）
第三节 医患沟通考站内容解读（第三站） …………………………… （5）

第二章 第一站真题详解 …………………………………………………… （7）
真题1 ……………………………………………………………………… （7）
真题2 ……………………………………………………………………… （10）
真题3 ……………………………………………………………………… （12）
真题4 ……………………………………………………………………… （15）
真题5 ……………………………………………………………………… （18）
真题6 ……………………………………………………………………… （20）
真题7 ……………………………………………………………………… （23）
真题8 ……………………………………………………………………… （27）
真题9 ……………………………………………………………………… （30）
真题10 …………………………………………………………………… （33）
真题11 …………………………………………………………………… （36）
真题12 …………………………………………………………………… （39）
真题13 …………………………………………………………………… （42）
真题14 …………………………………………………………………… （45）
真题15 …………………………………………………………………… （48）
真题16 …………………………………………………………………… （50）
真题17 …………………………………………………………………… （53）
真题18 …………………………………………………………………… （56）
真题19 …………………………………………………………………… （59）
真题20 …………………………………………………………………… （62）

第三章 第二站真题详解 （69）

真题 1 ……………………………………………………………………… （69）
真题 2 ……………………………………………………………………… （72）
真题 3 ……………………………………………………………………… （75）
真题 4 ……………………………………………………………………… （78）
真题 5 ……………………………………………………………………… （82）
真题 6 ……………………………………………………………………… （84）
真题 7 ……………………………………………………………………… （88）
真题 8 ……………………………………………………………………… （91）
真题 9 ……………………………………………………………………… （94）
真题 10 …………………………………………………………………… （97）
真题 11 …………………………………………………………………… （100）
真题 12 …………………………………………………………………… （103）
真题 13 …………………………………………………………………… （106）
真题 14 …………………………………………………………………… （109）
真题 15 …………………………………………………………………… （113）
真题 16 …………………………………………………………………… （116）
真题 17 …………………………………………………………………… （118）
真题 18 …………………………………………………………………… （122）
真题 19 …………………………………………………………………… （126）
真题 20 …………………………………………………………………… （130）

第四章 第三站真题详解 （133）

真题 1 ……………………………………………………………………… （133）
真题 2 ……………………………………………………………………… （138）
真题 3 ……………………………………………………………………… （142）
真题 4 ……………………………………………………………………… （145）
真题 5 ……………………………………………………………………… （148）
真题 6 ……………………………………………………………………… （152）
真题 7 ……………………………………………………………………… （155）
真题 8 ……………………………………………………………………… （158）
真题 9 ……………………………………………………………………… （162）
真题 10 …………………………………………………………………… （167）
真题 11 …………………………………………………………………… （171）
真题 12 …………………………………………………………………… （175）

真题 13 ……………………………………………………………………………… (179)
　　真题 14 ……………………………………………………………………………… (183)
　　真题 15 ……………………………………………………………………………… (186)
　　真题 16 ……………………………………………………………………………… (188)
　　真题 17 ……………………………………………………………………………… (192)
　　真题 18 ……………………………………………………………………………… (195)
　　真题 19 ……………………………………………………………………………… (198)
　　真题 20 ……………………………………………………………………………… (201)

第五章　模拟题及答案 …………………………………………………………………… (206)
　　模拟题 1 ……………………………………………………………………………… (207)
　　模拟题 2 ……………………………………………………………………………… (220)

第六章　脚本编写纲要 …………………………………………………………………… (232)

第一章 2022版麻醉专业住培结业技能考核大纲解读

第一节 常见疾病麻醉处理考站内容解读(第一站)

一、考查内容

本站主要考查考生对麻醉科常见疾病的处理,可能涉及的病例除了考纲中规定的,应该还包括(不限于)表1.1所示的内容。

表1.1 麻醉科常见疾病的处理考查知识点

常见手术	考查的知识点
痔疮手术麻醉	(1) 硬膜外麻醉注意事项及并发症处理
剖宫产手术麻醉	(2) 蛛网膜下腔阻滞注意事项及并发症处理
分娩镇痛麻醉	(3) 局麻药及局麻药中毒
大隐静脉手术	
腹腔镜胆囊切除术	(1) 气腹对生理的影响 (2) 喉罩的应用
腔镜全子宫手术	(3) 肌松监测的相关知识点
阑尾切除术(成人、小儿)	
疝气手术(成人、小儿)	(1) 各种类型手术的术前访视及注意要点
鼻窦手术	(2) 各种异常术前检查检验的判读
乳腺手术	(3) 各种类型手术术中/术后可能出现的异常情况
甲状腺手术	
扁桃体腺样体手术	儿科手术的相关知识点,如: (1) 气道敏感增高、哮喘患儿的麻醉时机、注意事项 (2) 喉痉挛、喉水肿处理等

续表

常见手术	考查的知识点
前列腺电切术,宫腔镜手术	TURP综合征的相关知识点
膀胱肿瘤电切术	麻醉方法选择、手术注意要点等
股骨颈骨折手术	(1) 麻醉方案选择的临床思维 (2) 骨水泥反应 (3) 肺栓塞救治等
喉激光手术	气道着火处理等
硬膜外血肿清除术	颅脑外伤救治相关知识点
骨折内固定手术(上肢、下肢)	(1) 麻醉方案选择 (2) 超声基本知识(基本概念、穿刺技术等) (3) 神经阻滞相关知识(神经解剖定位、阻滞范围、超声阻滞穿刺点定位等)

二、考查方向

(一) 考生对基础知识的掌握程度

基础知识包括:麻醉生理、麻醉药理的基础知识;常用麻醉技术、麻醉监测技术(阻滞、神经阻滞、全身麻醉、气道管理、循环呼吸监测等)的基础知识。

(二) 考生的临床思维

培养住院医师的临床思维能力,建立临床思维方法是住培的重要组成部分,但是如何通过考核的方法客观评价考生的临床思维,仍然需要住培教育工作者不断地探索。临床思维是医学专业人员在诊断和治疗病人时,运用专业知识、经验和证据来分析病人症状、体征和检查结果,从而做出合理判断和决策的过程,实际上临床思维是一种"逻辑推理",诊断和鉴别诊断需要"推理",临床决策需要"权衡"。当然该过程很难具体化地被描述,衡量也同样困难。现实中患者临床征象更复杂,治疗策略也有很多选择,患者的文化背景、经济基础、家庭环境也是需要考量的因素,综合(且不限)上述因素,使患者获得最积极的结果或者最优化获益/风险比,并尽量减少错误的发生,是非常复杂的过程。举例说明,如针对某个具体的患者,根据其基本信息、特点和诉求,迅速找到临床需要重点关注的要点,制订出恰如其分的诊疗(麻醉)方案并对可能的意外情况做出合理预见,且具备应对措施。医学生在本科学习阶段,学习的是单一的知识点,如喉罩的特点、应用指征、并发症等,但具体某个患者行某一特定的手术,就需要具体结合患者自身的特点及喉罩的上述知识点,快速做出该患者是否可以使用喉罩做气道管理工具的判断结果。关于这方面的讨论在后面的模拟题、真题解析及出题思路中也有具体的分析。

(三) 题型

安徽省自 2020 年启用《麻醉专业住院医师规范化培训结业技能考核》全国考纲后,已经连续实施了 4 年。在组卷方面,针对临床思维能力的考核还有需要加强的地方。国外层层追问的面试方式,对考官的要求较高,目前的考核形式适合我国的实际需求,随着考试形式的流程化,也有利于促进各培训单位师资力量的增强。未来会尝试新型的考试形式,如电子化、信息化,有利于考试流程的优化。

第二节 特殊病例麻醉处理考站内容解读(第二站)

一、考查内容

本站主要考查麻醉科常见特殊病例及疑难复杂手术的麻醉处理,可能涉及的病例除了考纲中规定的,应该还包括(不限于)表 1.2 所示的内容。

表 1.2 麻醉科特殊疾病的处理考查知识点

常 见 手 术	考 查 的 知 识 点
肝脏切除术麻醉	控制性低中心静脉压技术
嗜铬细胞瘤手术麻醉	(1) 过敏性休克处理 (2) 失血性休克处理 (3) 感染性休克 (4) 各种心血管活性药物药理学特点 (5) 各种麻醉药物(全麻、肌松药等)的特点及选择 (6) 各种血流动力学监测手段及选择 (7) 各种术中监测方法(血气分析、麻醉深度、肌松监测等)的应用及选择、注意事项、指标解读、各种血流动力学指标解读及判读 (8) 气道评估、气道管理工具的选择等 (9) 血液保护的措施 (10) 肺栓塞鉴别诊断及处理 (11) 各种复杂手术术后可能出现的异常情况 (12) 各种复杂手术术中需要关注点
胸科手术麻醉	
肾移植手术麻醉	
胰十二指肠切除术麻醉	
颅脑手术麻醉	
困难气道患者麻醉	
复杂脊柱手术麻醉	
全膝及全髋关节手术麻醉	
腔内隔绝术麻醉	
先心患者矫治术麻醉	
瓣膜置换术麻醉	
颈动脉内膜剥脱术麻醉	

续表

常 见 手 术	考 查 的 知 识 点
合并各种心脏疾患(冠心病、瓣膜疾病等)患者麻醉	(1) 各种异常术前检查/检验的判读及麻醉方案制订 (2) 各类手术患者(人群)特点及麻醉方案制订 (3) 各类术式、体位的特点及关注点
合并肺、中枢、内分泌、血液等系统疾患的手术患者	
新生儿手术麻醉	
重症产科手术麻醉(妊娠高血压疾病,前置胎盘、合并心脏病等)	

注:表格左右两项,即不同手术及考查的知识点可以交叉出题。

二、考查方向

(一)考生对高阶知识的掌握程度

基础知识包括:熟悉各种麻醉药物及心血管药物,并结合患者的病理生理状态进行灵活运用;熟悉常用麻醉技术、麻醉监测技术,并结合特殊类型的手术和患者进行灵活选用和解读等;熟悉各类特殊类型手术的术式,术中、术后注意事项。

(二)考生的临床思维和辩证推理

在第二站,临床思维的考查方向,一是考生在面临紧急情况时,诊断和鉴别诊断的能力,相对于其他内外科专业,对麻醉专业考生诊断能力的培养有其特殊之处,一般体现在特殊情况的处理上,首先需要立即厘清思路,迅速抓住需要迫切处理的问题(如血压下降、氧饱和度下降等),再进一步处理可以延后的问题(如发病原因),分清主次,处理和诊断是同时进行的。二是面对复杂的患者如心、肺、脑等均存在合并症,能找到患者的主要矛盾,进行针对性的关注和处理;熟悉各种外科术式,进行手术时机的研判,哪些情况需要延后手术,哪些情况可以做好充分准备和医患沟通后进行手术,和外科医生组成团队,帮助患者共同做好决策。如基本资料为一名股骨颈骨折的老年患者,临床关注点应为受伤的时长、下肢的静脉彩超情况及 D-二聚体等。在编写考干时,应有针对性地设置问题;或在编制答案时,针对性地设置答案比重,而不是均分分值。

(三)题型

同第一考站。

第三节 医患沟通考站内容解读(第三站)

一、考查内容

本站主要考查考生的沟通协调能力,应该还包括(不限于)表1.3所示的内容。

表1.3 麻醉科医患沟通内容

常见场景	考查的知识点	
手术最佳时机的选择	禁食时间与手术	医患沟通、医医沟通、临床决策、医学科普
	上感与手术延期	
	一些特殊检查的必要性	
	复杂严重合并症患者	
麻醉并发症的处理	腰麻后头痛	医患沟通、医医沟通、会诊单书写
	术后认知功能障碍	
	术中知晓	
	术后并发症的处理如术后下肢麻木的诊断和鉴别诊断	
困难气道患者	气道评估	医患沟通
	清醒插管的术前必要告知	医患沟通
儿科手术麻醉	儿科麻醉对智力发育影响	医患沟通、医学科普、前沿内容掌握
其他	各种心血管药物的停药和续用问题	医患沟通、医医沟通
	告知坏消息(术中出现异常状况)	
	术后严重疼痛患者	
疼痛门诊	常见疼痛治疗疾患	医患沟通、医学科普、门诊病历书写、开具医嘱

二、考查方向

(一)医患沟通

考查考生是否可以完整地进行相应的专科体格检查(气道评估、心肺听诊,脊柱检查等)

及获取准确病史的技能。这里需要强调的是,麻醉学员常常忽视对患者现病史的询问和了解,其实掌握现病史可以帮助学员理解外科疾病的病理生理改变,以及患者进行外科手术的动机和迫切程度,如与一位胸闷气喘严重、等待换瓣手术的患者相比,一例无症状的主动脉关闭不全的患者行换瓣手术,患者及家属对手术效果的期望值是不一样的,后者往往无法接受任何负面的结局,需要更加耐心和具体的沟通。考生应具备基本的科普能力和沟通技巧,具备基本的医学人文素养,这包括熟悉各种相关疾病的诊疗规范,并能结合患者的家庭和社会背景、国家的医疗政策等,帮助患者理解目前所采取的医疗措施并取得其及家属的充分理解。

(二)医医沟通

沟通协调能力对一名医生的成长具有决定性作用。医疗活动需要全程和人打交道,实践证明,一个情商低下、缺乏人际沟通能力的人,尤其是在国内的医疗大环境下,是很难成为好医生的。麻醉专业第三站主要考核医患沟通和医医沟通,在医医沟通中,要善于运用相关专业指南、专业文献如《预防反流误吸指南》《术前禁饮禁食专家共识》等与外科医生和家属沟通术前禁食时间问题,与儿科家属沟通全麻对智力发育影响等。

第三站需要编写脚本及培训标准化病人,这部分内容将在后面的章节进行具体讲解。

(三)职业规划及政策解读

这部分的具体考查目的是希望通过系统的规范化培训,让考生对麻醉学科的定位、个人的职业定位有一个清醒客观的认识,具备全局观、大局观,能认识到学科发展的方向。

第二章 第一站真题详解

真 题 1

一、基本信息

现病史：患者，男性，46岁，日间病房患者，因血尿1月，行膀胱镜检查术，备膀胱结石钬激光碎石术。

既往史：否认特殊病史。

查体：75 kg，168 cm，血压 120/76 mmHg，心率 72 次/分，呼吸频率 12 次/分，吸空气时 SpO_2 98%。

检查结果：

心电图：窦性心律，心率 78 次/分。

胸部 CT：基本正常。

B 超：膀胱结石？

检验结果：

血常规：Hb 132 g/L，RBC $4.2×10^{12}$/L，PLT $198×10^9$/L，WBC $5.2×10^9$/L。

血生化：正常。

凝血象：正常。

二、要求的操作

略。

三、请回答以下问题

与手术医生沟通，先在局麻下行膀胱镜检查，根据检查结果进一步决定手术方案。

1. 假设：术前给予抗生素时，该患者突发血压下降（75/50 mmHg），心率增快（140 次/分），SpO_2 96%，患者诉皮肤瘙痒，心里难受，此时考虑发生了什么？应该如何处理？

2. 假设:入室后,安放监护,开放静脉通路,摆放体位。外科医生首先给予1%丁卡因10 mL尿道表面麻醉,置入膀胱镜,此时患者突然出现全身抽搐,口唇发绀。因患者体动,氧饱和度无法测出,无创血压无法测出,心电监护示心率150次/分,频发室早,随即心率降至40次/分。患者发生该险情最可能的原因是什么?针对此危象你的应对措施有哪些?

3. 该患者最终诊断为膀胱肿瘤,拟行电切术,请问下一步你的麻醉方案是什么?如考生选择行全麻,则追问:为什么选择全麻?如考生回答出避免闭孔反射,则继续追问:何为闭孔反射?如何做可以避免闭孔反射?

4. 第3题如考生选择椎管内麻醉,则追问:如外科医生要求行全身麻醉以避免闭孔反射,何为闭孔反射?外科医生为何如此担心闭孔反射?如何做可以避免闭孔反射?

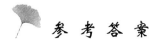

参考答案

病例口试评分表(30分)

口试评分标准以标准答案为准,若考生答题未涉及关键词,则该条得分为0分。

评 分 内 容	满分	扣分
1. 假设:术前给予抗生素时,该患者突发血压下降(75/50 mmHg),心率增快(140次/分),SpO_2 96%,患者诉皮肤瘙痒,心里难受,此时考虑发生了什么?应该如何处理?	10分	—
(1) 发生了过敏性休克	2分	
(2) 处理:		
① 立即吸氧,去除过敏源	2分	
② 应加快输液(晶体液)	2分	
③ 给予激素	2分	
④ 给予肾上腺素30~50 μg首剂,如无效可加大到100~300 μg,必要时可持续泵注	2分	
2. 假设:入室后,安放监护,开放静脉通路,摆放体位。外科医生首先给予1%丁卡因10 mL尿道表面麻醉,置入膀胱镜,此时患者突然出现全身抽搐,口唇发绀。因患者体动,氧饱和度无法测出,无创血压无法测出,心电监护示心率150次/分,频发室早,随即心率降至40次/分。患者发生该险情最可能的原因是什么?针对此危象你的应对措施有哪些?	13分	—
(1) 考虑为局麻药中毒	5分	
(2) 针对第2题中的危象的应对措施:		
① 面罩供氧,效果不佳者,可静注肌松药,气管内插管控制呼吸	2分	

评 分 内 容	满分	扣分
② 可给予安定或依托咪酯、丙泊酚(血压低慎用)缓慢静脉注射控制抽搐	2分	
③ 如发现循环衰竭,肾上腺素300~500 μg静注	2分	
④ 使用20%脂肪乳1.5 mL/kg,使血液中的局麻药浓度降低,以减轻局麻药的毒性,可根据患者情况持续应用	2分	
3. 该患者最终诊断为膀胱肿瘤,拟行电切术,请问下一步你的麻醉方案是什么?如考生选择行全麻,则追问:为什么选择全麻?如考生回答出避免闭孔反射,则继续追问:何为闭孔反射?如何做可以避免闭孔反射?	7分 (第4题、 第5题 二选一)	—
(1) 选择全身麻醉(喉罩气管插管均可),因为膀胱占位尤其是膀胱三角区占位,由于附近有闭孔神经走行,在电切术中容易发生闭孔反射,表现为大腿内收肌收缩,容易导致膀胱穿孔或出血。全身麻醉中,由于肌松剂的使用,可完全避免发生闭孔反射	3分	
(2) 单纯椎管内麻醉(包括腰麻)无法完全避免闭孔反射,当使用椎管内麻醉时,术中需要应用激光技术进行肿瘤切除,或复合进行闭孔神经阻滞,以避免闭孔反射	4分	
4. 第3题如考生选择椎管内麻醉,则追问:如外科医生要求行全身麻醉以避免闭孔反射,何为闭孔反射?外科医生为何如此担心闭孔反射?如何做可以避免闭孔反射?	7分	—
(1) 定义:闭孔反射是指在经尿道对膀胱侧壁进行电切时,由于闭孔神经穿行于膀胱侧壁后方而电流刺激闭孔神经,引起患者的大腿内收肌收缩反应,极易导致膀胱穿孔和出血	1分	
(2) 方法:		
① 全身麻醉状态下复合使用肌松药	2分	
② 行闭孔神经阻滞	2分	
③ 选择激光或超声刀进行肿瘤切除	2分	
总分	30分	

 题目解析及出题思路

该题主要考查局麻药中毒与过敏反应的诊断及鉴别诊断、处理等;闭孔神经反射的相关知识点。可能的考点还包括(不限于):

1. 各种局麻药的安全剂量,局麻药中毒的易感因素、好发部位,局麻药中毒治疗的注意要点等。

2. 膀胱镜检查的体位是什么？针对该体位麻醉医师有何需要关注的？

3. 术后患者苏醒之后反复主诉腹胀腹痛难忍，你该做如何处理？口述可能的原因（手术并发症如膀胱穿孔相关知识点）。

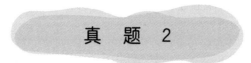

真 题 2

一、基本信息

现病史：患者，男性，56岁，右跟腱断裂，拟行右跟腱断裂修补术。

既往史：青霉素、头孢过敏史。

查体：65 kg，162 cm，血压 130/70 mmHg，心率 82 次/分，呼吸频率 16 次/分，吸空气时 SpO_2 98%。

检查结果：

心电图：窦性心律，心率 68 次/分。

胸部 CT：双肺多发小结节。

检验结果：

血常规：Hb 132 g/L，RBC 3.2×10^{12}/L，PLT 118×10^9/L，WBC 5.2×10^9/L。

血生化：正常。

凝血象：正常。

二、要求的操作

略。

三、请回答以下问题

1. 对该患者拟行蛛网膜下腔麻醉，请简述拟行穿刺的椎间隙位置，局麻药的种类和剂量，以及逐层穿刺的名称。

2. 请说出影响蛛网膜下腔阻滞平面的因素。

3. 请简述蛛网膜下腔阻滞的并发症。

4. 请简述该患者手术区域的神经支配，并简述你进行神经阻滞麻醉的方案。你使用的超声仪配备了两种探头，探头分别标志为 3 mHz 和 10 mHz，请问这两种探头的区别是什么？

5. 该患者最终实施腰麻，术后第 2 天患者出现了小便失禁，会阴部感觉障碍，足底皮肤感觉异常，请问患者可能发生了什么？

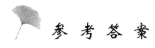

参考答案

病例口试评分表(30分)

口试评分标准以标准答案为准,若考生答题未涉及关键词,则该条得分为0分。

评 分 内 容	满分	扣分
1. 对该患者拟行蛛网膜下腔麻醉,请简述拟行穿刺的椎间隙位置,局麻药的种类和剂量(剂量回答在正常范围内即可酌情给分),以及逐层穿刺的名称	6分 (回答两者或两者之一均给分)	—
(1) 选择 $L_{3\sim4}$ 或 $L_{4\sim5}$	2分	
(2) 一般选择(左)布比卡因或盐酸罗哌卡因	1分 (回答两者或两者之一均给分)	
(3) 剂量:布比卡因 8~15 mg,盐酸罗哌卡因 10~20 mg	1分	
(4) 皮肤,皮下脂肪,棘上韧带,棘间韧带,黄韧带和硬脊膜	2分	
2. 请说出影响蛛网膜下腔阻滞平面的因素	10分	—
(1) 穿刺间隙	2分	
(2) 局麻药的剂量	2分	
(3) 患者的体位	2分	
(4) 药液的比重	2分	
(5) 注药的速度	1分	
(6) 穿刺针斜口方向	1分	
3. 请简述蛛网膜下腔阻滞的并发症	4分	—
(1) 腰麻后头痛	1分	
(2) 尿潴留	1分	
(3) 神经并发症,包括脑神经损伤、粘连性蛛网膜炎、马尾综合征、假性脑膜炎	2分 (回答神经并发症得1分,包含选项回答一项得0.5分,两项及以上得1分)	
4. 请简述该患者手术区域的神经支配,并简述你进行神经阻滞麻醉的方案。你使用的超声仪配备了两种探头,探头分别标志为 3 mHz 和 10 mHz,请问这两种探头的区别是什么?	8分	—
(1) 手术区域主要为 S_1 神经支配范围	2分	

续表

评 分 内 容	满分	扣分
(2)可选择坐骨神经+股神经阻滞	2分	
(3)这两个数值表示探头超声发射的频率。频率越高,穿透性越差,分辨率越高;频率越低,穿透性越高,分辨率越低	4分	
5.该患者最终实施腰麻,术后第2天患者出现了小便失禁,会阴部感觉障碍,足底皮肤感觉异常,请问患者可能发生了什么?	2分	—
该患者可能出现了马尾综合征	2分	
总分	30分	

题目解析及出题思路

该题主要考查蛛网膜下腔麻醉的相关知识点,另外本题还考查了超声引导神经阻滞的一些基础知识。可能的考点还包括(不限于):

1. 蛛网膜下腔不同比重药液的配制及应用指征。
2. 蛛网膜下腔阻滞术后并发症的诊断及鉴别诊断。
3. 神经阻滞可以避免下肢(上肢)的止血带反应吗?如何进行阻滞点的选择达到止血带反应的最小化?

真 题 3

一、基本信息

现病史:患者,男性,76岁,前列腺增生,拟行经尿道前列腺电切术。

既往史:高血压病史10年,正规服用波依定,血压控制在130~140/80~85 mmHg。否认有冠心病、糖尿病、慢性支气管炎及脑梗死病史,否认药物过敏史、手术史。

查体:65 kg,170 cm,血压145/86 mmHg,心率72次/分,呼吸频率15次/分,吸空气时SpO_2 98%。

检查结果:

心电图:窦性心律,心率78次/分。

胸部CT:双肺多发小结节。

腹部B超:前列腺增生。

心超:左室舒张功能下降,轻度二尖瓣反流,LVEF 65%。

检验结果：

血常规：Hb 112 g/L，RBC 4.6×10^{12}/L，PLT 168×10^9/L，WBC 5.2×10^9/L。

血生化：正常。

凝血象：正常。

二、要求的操作

略。

三、请回答以下问题

1. 与患者详述椎管内麻醉与全身麻醉的利弊后，患者希望行硬膜外麻醉。简述患者行硬膜外麻醉穿刺的具体穿刺点，并说出下肢脊神经分布（如腰1）的体表标志（至少3个）。

2. 该患者术中应高度警惕哪种手术并发症？请简述其发病机制。发生该并发症的先决条件是什么？

3. 如何预防该并发症？

4. 手术进行到40分钟，血气分析显示 Na^+ 129 mmol/L，血压130/70 mmHg，心率75次/分，SpO_2 99%，此时该如何处理？

5. 手术进行到1小时30分钟，患者出现烦躁不安，血压100/60 mmHg，心率50次/分，SpO_2 95%，此时血气分析显示 Na^+ 108 mmol/L，K^+ 5.0 mmol/L，此时考虑患者发生了哪些新的情况或进展？该如何处理？

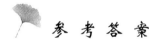

参考答案

病例口试评分表（30分）

口试评分标准以标准答案为准，若考生答题未涉及关键词，则该条得分为0分。

评　分　内　容	满分	扣分
1. 与患者详述椎管内麻醉与全身麻醉的利弊后，患者希望行硬膜外麻醉。简述患者行硬膜外麻醉穿刺的具体穿刺点，并说出下肢脊神经分布的体表标志（至少3个）	5分	—
（1）可选择 $L_{2\sim3}$ 向尾端置管或者 $L_{3\sim4}$ 向头侧置管	2分	
（2）大腿前面 $L_{1\sim3}$，大腿后面 $S_{1\sim2}$，小腿前面 $L_{4\sim5}$，小腿后面 $S_{1\sim2}$，足背及足底 $L_{4\sim5}$，足跟 S_1	3分	
2. 该患者术中应高度警惕哪种手术并发症？请简述其发病机制。发生该并发症的先决条件是什么？	9分	—

续表

评 分 内 容	满分	扣分
(1) 应警惕发生 TURP 综合征(稀释性低钠血症)	3分	
(2) 机制是低张力冲洗液大量吸收导致的血管内容量转移	2分	
(3) 发生该并发症的先决条件:		
① 低张力灌洗液	1分	
② 手术野血窦开放	1分	
③ 灌洗压力	1分	
④ 手术时间过长	1分	
3. 如何预防该并发症?	7分	—
(1) 团队协作,专人实施、监测出入量并记录	1分	
(2) 密切监测灌流速度和灌洗液出入量差值	1分	
(3) 提高患者平均动脉压	1分	
(4) 尽量缩短手术时间,应用双极电凝、等离子等新型手术器械,减少术野出血,妥善止血	1分	
(5) 尽量避免使用低渗灌注液,并降低灌注液高度(60 cm),降低灌注压<1.5 kPa	1分	
(6) 对可能手术时间长、出血多的患者需高度警惕,并输注生理盐水	1分	
(7) 术野应用缩血管药物	1分	
4. 手术进行到 40 分钟,血气分析显示 Na^+ 129 mmol/L,血压 130/70 mmHg,心率 75 次/分,SpO_2 99%,此时该如何处理?	2分	—
静脉推注速尿(呋塞米)20 mg	2分	
5. 手术进行到 1 小时 30 分钟,患者出现烦躁不安,血压 100/60 mmHg,心率 50 次/分,SpO_2 95%,此时血气分析显示 Na^+ 108 mmol/L,K^+ 5.0 mmol/L,此时考虑患者发生了哪些新的情况或进展?该如何处理?	7分	—
(1) 可能诊断为灌洗液吸收综合征引起的肺水肿及脑水肿	1分	
(2) 由于液体向组织间隙转移,出现低血容量(TURP 综合征早期主要为高血容量,处理主要为利尿,病情进展,大量低渗液体入血,血管内容量转移,导致组织间隙水肿,表现为脑水肿,患者视物模糊,烦躁,甚至抽搐,表现为肺水肿,出现低氧血症,严重低渗可导致血细胞肿胀,溶血,该患者血压下降、重度低钠血症、血钾增高。种种征象提示病情进展到后期,由于血容量下降,单纯应用利尿治疗效果不佳,必须首先应用高渗盐水提高血浆晶体渗透压,使得组织间隙的水分重新转移到血管内,再利用呋塞米,方可达到治疗效果!)	1分	
(3) 处理:患者发生严重低钠血症,氧合水平下降,也可借助胸片或肺部超声诊断,明确诊断为肺水肿	2分	

续表

评 分 内 容	满分	扣分
（4）立即先静脉滴注3%或5%氯化钠100 mL,速度不超过100 mL/h	1分	
（5）再静脉推注呋塞米20 mg;如此循环	1分	
（6）如氧合无法维持,可改为气管插管	0.5分	
（7）密切监测尿量,并根据血气结果调整给药方案	0.5分	
总分	**30分**	

题目解析及出题思路

虽然随着手术技术的改进（激光、冷刀等），应用甘氨酸作为介质逐渐减少，TURP综合征的发生率近年来呈下降趋势，但其发病机制及治疗原则的梳理，有助于加强考生对机体渗透压平衡以及大量冲洗液应用导致患者体液高负荷状态的理解。可能的考点还包括（不限于）：

1. 还有哪些手术也可能发生以上情况？
2. 假设患者选择了气管内全身麻醉，术中同样发生了以上并发症，则你可以通过哪些症状和体征发现呢？如果是喉罩全麻呢？

真 题 4

一、基本信息

现病史：患者，女性，26岁，孕38^{+3}周，首次妊娠，孕后正规产检，无特殊。此次因见红、不规则宫缩2小时入产房待产，患者要求行分娩镇痛。

既往史：13岁时在椎管内麻醉下行阑尾炎手术史。

查体：75 kg,162 cm,血压130/70 mmHg,心率82次/分,呼吸频率16次/分,吸空气时SpO_2 98%。

检查结果：

心电图：窦性心律，心率88次/分。

检验结果：

血常规：Hb 112 g/L,RBC $3.2×10^{12}$/L,PLT $198×10^9$/L,WBC $5.2×10^9$/L。

血生化：正常。

凝血象：正常。

二、要求的操作

略。

三、请回答以下问题

1. 该产妇行硬膜外穿刺成功,穿刺成功后准备固定硬膜外导管前回抽发现导管内有鲜红血液回流,此时应该如何处理?

2. 请问第一产程和第二产程的产痛神经支配?

3. 请按照起效时间从快到慢为下列局麻药排序:利多卡因、碳酸利多卡因、布比卡因、氯普鲁卡因。哪种药物为急诊剖宫产的推荐药物?

4. 假设产妇椎管内穿刺顺利并进行阴道试产,胎心监护出现胎儿窘迫,需要立即对产妇行紧急剖宫产术,麻醉医生立即一次性硬膜外给药(1%利多卡因 + 0.375%罗哌卡因 10 mL)10 分钟后,患者诉胸闷、恶心,血压由 120/80 mmHg 降至 87/59 mmmHg,心率由 90 次/分降至 62 次/分。你考虑患者发生什么?将如何进行处理?

5. 第三产程出现多次胎心增快,准备紧急产钳助产取出胎儿,此时你应确认并备好哪些新生儿复苏物品和药物?(至少回答 7 项)

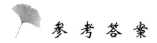

参 考 答 案

病例口试评分表(30 分)

口试评分标准以标准答案为准,若考生答题未涉及关键词,则该条得分为 0 分。

评 分 内 容	满分	扣分
1. 该产妇行硬膜外穿刺成功,穿刺成功后准备固定硬膜外导管前回抽发现导管内有鲜红血液回流,此时应该如何处理?	6分	—
(1) 导管退出 1 cm	1分	
(2) 含少量肾上腺素的生理盐水冲洗	2分	
(3) 改变间隙重新穿刺	1分	
(4) 或更改麻醉方式	1分	
(5) 术后严密观察患者肢体活动和感觉,及时发现患者是否发生硬膜外血肿	1分	
2. 请问第一产程和第二产程的产痛神经支配?	4分	—
(1) 第一产程的产痛主要为内脏痛,由脊神经的 $T_{10} \sim L_1$ 支配	2分	
(2) 第二产程的产痛除上述内脏痛外,主要为躯体痛,由脊神经的 $S_2 \sim S_4$ 支配	2分	

续表

评 分 内 容	满分	扣分
3. 请按照起效时间从快到慢为下列局麻药排序：利多卡因、碳酸利多卡因、布比卡因、氯普鲁卡因。哪种药物为急诊剖宫产的推荐药物？	5分	—
（1）氯普鲁卡因＜碳酸利多卡因＜利多卡因＜布比卡因	4分	
（2）氯普鲁卡因为急诊剖宫产的推荐药物	1分	
4. 假设产妇椎管内穿刺顺利并进行阴道试产，胎心监护出现胎儿窘迫，需要立即对产妇行紧急剖宫产术，麻醉医生立即一次性硬膜外给药（1%利多卡因＋0.375%罗哌卡因 10 mL）10 分钟后，患者诉胸闷、恶心，血压由 120/80 mmHg 降至 87/59 mmHg，心率由 90 次/分降至 62 次/分。你考虑患者发生什么？将如何进行处理？	4分	—
（1）考虑患者阻滞平面异常升高或仰卧位综合征	1分	
（2）测试患者阻滞平面（考生测试平面时告知平面 T_2）	0.5分	
（3）加快输液补充血容量	1分	
（4）静脉注射麻黄碱或者去氧肾上腺素升压	1分	
（5）面罩吸氧，必要时控制呼吸	0.5分	
5. 第三产程出现多次胎心增快，准备紧急产钳助产取出胎儿，此时你应确认并备好哪些新生儿复苏物品和药物？（至少回答7项）	7分（回答超过7项者得7分）	—
（1）需保温升温设备	1分	
（2）吸引器	0.5分	
（3）吸痰管（婴儿用）	0.5分	
（4）新生儿加压面罩	0.5分	
（5）呼吸囊	0.5分	
（6）气管插管设备（包括 2.5～4.0 mm 内径导管和喉镜）	2分	
（7）肾上腺素（1∶10000）	1分	
（8）液体（生理盐水和10%葡萄糖）	0.5分	
（9）听诊器，监护设备	0.5分	
总分	30分	

题目解析及出题思路

该题主要考查产科麻醉及新生儿抢救的相关知识点。可能的考点还包括（不限于）：
1. 假设患者硬膜外给药 20 分钟后，患者诉胸闷、恶心，血压由 120/80 mmHg 降至 87/

59 mmHg,心率由 90 次/分降至 62 次/分。测试麻醉痛觉平面到达剑突下,此时你考虑患者发生什么并发症?将如何进行处理?

2. 硬膜外穿刺过程中,若脑脊液快速流出,请问该如何处理?

3. 新生儿气管插管的型号如何选择?插管深度为多少合适?

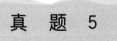

真 题 5

一、基本信息

现病史:患者,女性,68 岁,因腹痛腹胀,反复呕吐 3 天,诊断为肠梗阻,拟急诊行剖腹探查术。

既往史:3 年前因结肠癌行右半结肠切除术;有高血压病史,控制良好。

查体:平车入室;血压 85/60 mmHg,心率 122 次/分,呼吸频率 22 次/分,吸空气时 SpO_2 92%。

检查结果:

心电图:窦性心动过速,轻度 ST-T 变化,心率 118 次/分。

胸腹部 CT:考虑降结肠与乙状结肠交界处肠壁增厚,结肠癌可能伴继发肠梗阻,肠管扩张明显;胸部未见明显异常。

检验结果:

血常规:Hb 92 g/L,RBC $3.2×10^{12}$/L,PLT $198×10^9$/L,WBC $3.2×10^9$/L。

血生化:血 Na^+ 130 mmol/L,K^+ 3.1 mmol/L,乳酸 2.2 mmol/L,其余基本正常。

凝血象:正常。

其他检查:暂无。

二、要求的操作

略。

三、请回答以下问题

1. 根据肠梗阻的病理生理改变,结合患者的基本情况,综合评估患者病情并做出自己的判断。

2. 该患者入室后,需要采取哪些措施?诱导期间可能会出现什么危险?如何解决?

3. 你会选择哪种肌松药进行诱导?

4. 患者经容量复苏后血压基本维持平稳,手术开始,进腹后发现腹腔有大量粪染,患者血压再次下降,心率 130 次/分,请问该患者出现的休克属于哪种类型?

5. 如果该患者误吸了胃内容物,会有哪些可能的并发症?怎样处理?

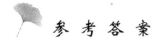

参 考 答 案

病例口试评分表(30分)

口试评分标准以标准答案为准,若考生答题未涉及关键词,则该条得分为0分。

评 分 内 容	满分	扣分
1. 根据肠梗阻的病理生理改变,结合患者的基本情况,综合评估患者病情并做出自己的判断	8分	—
(1) 肠梗阻会导致:大量肠液丢失,患者容量丢失和电解质和酸解平衡紊乱	2分	
(2) 扩张的肠管导致腹腔压力增加,导致通气功能不足	2分	
(3) 肠管扩张和梗阻导致血管通透性增加,导致菌血症和脓毒性休克	2分	
(4) 该患者高龄,出现心率增快,血压下降,低钾、低钠,乳酸增高,说明可能出现严重容量不足和脓毒性休克,以及水电解质酸碱平衡紊乱。病情危重,ASA Ⅱ~Ⅳ级	2分	
2. 该患者入室后,需要采取哪些措施?诱导期间可能会出现什么危险?如何解决?	11分	—
(1) 诱导前需要确认是否置入胃管以及胃管引流是否通畅	2分	
(2) 开放粗大的静脉通路进行适当容量复苏	1分	
(3) 进行有创动脉测压,给予血管活性药物(去甲肾上腺素)提升血压	2分	
(4) 诱导期的主要危险是胃内容物反流误吸以及循环衰竭	3分	
(5) 诱导期采用快速顺序诱导的方法,结合环状软骨加压的手法,头高体位。如发生反流误吸,可改为头低位	3分	
3. 你会选择哪种肌松药进行诱导?	2分	—
罗库溴铵(如回答琥珀酰胆碱也可得分)	2分	
4. 患者经容量复苏后血压基本维持平稳,手术开始,进腹后发现腹腔有大量粪染,患者血压再次下降,心率130次/分,请问该患者出现的休克属于哪种类型?	2分	
感染性休克,属于分布性休克	2分	
5. 如果该患者误吸了胃内容物,会有哪些可能的并发症?怎样处理?	7分	—
(1) 反流误吸胃内容物会导致化学性肺炎或吸入性肺炎	2分	
(2) 主要表现低氧血症,之后是支气管痉挛和肺不张,严重可发生 ARDS	2分	
(3) 处理包括:充分吸引,包括经纤维支气管镜吸引,术后持续气管插管正压通气,必要时加用 PEEP,及时应用抗生素	3分	
总分	30分	

题目解析及出题思路

该题主要考查肠梗阻患者的特点以及麻醉相关注意事项。肠梗阻是临床常见的急症手术,患者多合并有低血容量休克和感染性休克,建议在经过适当的容量治疗,循环稍恢复后再行麻醉诱导。同时,患者肠内容物常腐烂感染,一旦发生反流误吸,死亡率极高。因此麻醉诱导期重点在于预防反流误吸。考点 5 对考点 2 可能具有提示作用,在实际考试中应避免此类现象出现,或者在今后的考试中采用电子化的试题呈现(无法回顾看题),可以大大拓展出题的广度。可能的考点还包括(不限于):

1. 患者麻醉诱导后出现持续的低血压,请问哪些原因可以导致这种情况的出现?该如何处理?
2. 简述肠梗阻患者的补液原则,液体的选择及注意事项。
3. 手术采用腹直肌旁正中切口,大小约 20 cm,你会采用哪些方法或药物预防及减轻术后疼痛?

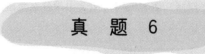

真 题 6

一、基本信息

现病史:患者,女性,36 岁,G_2P_1,目前孕 36 周,拟择期行剖宫产手术。

既往史:否认特殊病史,孕 28 周时发生过一次无痛性阴道流血,后自行缓解。B 超诊断为前置胎盘。

查体:75 kg,162 cm,血压 110/56 mmHg,心率 82 次/分,呼吸频率 22 次/分,吸空气时 SpO_2 98%。

检查结果:

心电图:窦性心律,心率 88 次/分。

胸片:未检。

B 超:部分性前置胎盘。

检验结果:

血常规:Hb 102 g/L,RBC $3.2×10^{12}$/L,PLT $198×10^9$/L,WBC $5.2×10^9$/L。

血生化:未见明显异常。

凝血象:Fib 5.2 g/L,余正常。

评分内容	满分	扣分
5. 患者术中发生了DIC，其硬膜外导管应该何时拔除？拔除时发现拔出困难，你将如何处理(最少两种方法)？	4分	—
(1) 如凝血象正常，可拔除硬膜外导管	1分	
如果导管留置处持续出血或凝血象异常，暂不拔除；同时评估患者神经系统是否损伤	0.5分	
(2) 出现拔管困难则进行以下处理：		
① 将患者置于穿刺相同体位(极度胸膝屈曲体位)并按摩导管周围组织 ② 导管内注入局麻药，待肌肉松弛后尝试拔出 ③ 或注入无菌冰盐水 ④ 留置数天后拔除 ⑤ 全身麻醉后拔除	2.5分 (至少回答2项)	
总分	30分	

题目解析及出题思路

该题主要考查剖宫产手术相关的椎管内麻醉、羊水栓塞以及新生儿复苏知识点，产科麻醉的相关知识点众多，该患者为前置胎盘和胎盘早剥，可能还涉及产科大出血的相关考点，如成分输血的内容等。可能的考点还包括(不限于)：

1. 硬膜外穿刺成功，置入导管时患者诉右下肢触电感，你将如何处理？
2. 硬膜外穿刺成功，但无法置入导管，你将如何处理？
3. 硬膜外穿刺成功，置管顺利，患者取平卧位，注入试验剂量后，患者主诉耳鸣、心慌，此时应首先考虑出现了什么情况？发生该情况的原因有哪些？你将如何治疗？

真 题 7

一、基本信息

现病史：患者，男性，67岁，因2月前无明显诱因下出现腹胀不适，烧心反酸症状，于当地医院胃镜检查：提示胃癌。拟行胃大部切除术。

既往史：20年前消化道穿孔手术史；无高血压、心脏病史，无糖尿病、慢支等病史；无过敏史。

查体：60 kg，168 cm，血压130/70 mmHg，心率82次/分，呼吸频率16次/分，吸空气时

SpO$_2$ 98%。

检查结果：

胸部 CT：双肺散在慢性炎症。

心电图：窦性心律，心率 78 次/分。

心超：左室偏大，EF%：72%。

检验结果：

血常规：Hb 135 g/L，基本正常。

血生化：未见明显异常。

凝血象：未见明显异常。

二、要求的操作

略。

三、请回答以下问题

1. 患者有消化道穿孔病史，拟进行开放胃大部切除术，麻醉方案为硬膜外复合全麻，请问哪个椎间隙最适合该患者进行硬膜外穿刺？该节段硬膜外阻滞后对患者循环、呼吸等的生理影响有哪些？你认为硬膜外阻滞（如果平面足够）可以提供完全的该类手术的麻醉和镇痛吗？为什么？

2. 患者麻醉诱导顺利，消毒铺巾，手术预计时长 3 小时，出血 100～200 mL，术中使用暖风机进行体温保护及输液加温，请问该患者具备哪些围术期低体温的高危因素？

3. 如硬膜外成功实施，手术结束，拟实施硬膜外镇痛，您的配方是什么？

4. 假如：患者因拒绝行椎管内穿刺，最终麻醉方案为气管内全身麻醉，手术时长 3 小时，术中出血 100 mL，尿量 200 mL，补液 1200 mL，送入 PACU。患者清醒后诉切口疼痛，对患者实施了双侧腹横筋膜阻滞（TAP 阻滞），请简单表述 TAP 阻滞的穿刺目标位置以及图中的解剖结构。

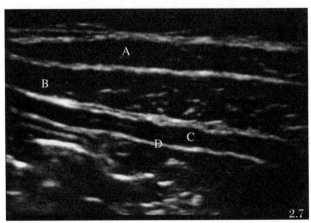

5. 患者行 TAP 阻滞后,疼痛稍缓解,但仍有烦躁,诉腹胀,此时 100/65 mmHg,心率 125 次/分,脉搏血氧饱和度 100%（鼻导管吸氧 3 L/min）,腹腔引流 150 mL 鲜血,此时考虑可能发生了什么？可以采取哪些处理措施？

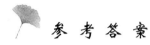
参 考 答 案

病例口试评分表(30 分)

口试评分标准以标准答案为准,若考生答题未涉及关键词,则该条得分为 0 分。

评 分 内 容	满分	扣分
1. 患者有消化道穿孔病史,拟进行开放胃大部切除术,麻醉方案为硬膜外复合全麻,请问哪个椎间隙最适合该患者进行硬膜外穿刺？该节段硬膜外阻滞后对患者循环、呼吸等的生理影响有哪些？你认为硬膜外阻滞（如果平面足够）可以提供完全的该类手术的麻醉和镇痛吗？为什么？	10 分	—
(1) 考生回答 $T_{11\sim12}$ 至 $T_{9\sim10}$ 均可	1 分	
(2) 硬膜外阻滞后对患者的影响包括：循环：静脉和动脉血管舒张,血压下降,胸段硬膜外（$T_1\sim T_4$）也可导致心率下降	2 分	
呼吸：影响较小,但高位硬膜外阻滞,可阻滞部分呼吸肌群,可降低本身存在肺疾患患者的呼吸储备功能	1 分	
胃肠功能：肠管收缩,肠蠕动增加,可改善手术野,帮助胃肠功能恢复	2 分	
泌尿：腰骶段硬膜外阻滞,膀胱括约肌阻滞,导致尿排空困难,尿潴留	1 分	
内分泌：传入交感（胸段）和腰骶段（交感副交感）神经被阻断,降低应激反应,和应激激素的分泌	1 分	
(3) 硬膜外无法提供胃手术完全的麻醉和镇痛,因为胃的副交感神经支配来源于脑神经的迷走神经	2 分	
2. 患者麻醉诱导顺利,消毒铺巾,手术预计时长 3 小时,出血 100~200 mL,术中使用暖风机进行体温保护及输液加温,请问该患者具备哪些围术期低体温的高危因素？	6 分	—
(1) 年龄（>60 岁）,患者 67 岁	1 分	
(2) $BMI < 22 \ kg/m^2$,患者 BMI 21 kg/m^2	1 分	
(3) 长时间（>3 小时）开放腹部手术	2 分	
(4) 全麻复合椎管内麻醉	2 分	
3. 如硬膜外成功实施,手术结束,拟实施硬膜外镇痛,您的配方是什么？（如考生回答出吗啡（舒芬太尼）,进一步提问：椎管内应用吗啡（阿片类药物）的副作用有哪些？最常见的是什么？）	4 分	—

续表

评分内容	满分	扣分
低浓度局麻药＋阿片类镇痛药物(吗啡/舒芬太尼)	2分	
椎管内应用吗啡的副作用：皮肤瘙痒最常见，其他副作用包括尿潴留、便秘、恶心呕吐、呼吸抑制及低血压。	2分	
4. 假如：患者因拒绝行椎管内穿刺，最终麻醉方案为气管内全身麻醉，手术时长3小时，术中出血100 mL，尿量200 mL，补液1200 mL，送入PACU。患者清醒后诉切口疼痛，对患者实施了双侧腹横筋膜阻滞(TAP阻滞)，请简单表述TAP阻滞的穿刺目标位置以及图中的解剖结构	5分	—
腹横筋膜阻滞的穿刺目标位置是腹内斜肌与腹横肌之间的筋膜间隙，图中各解剖结构分别为：	1分	
A:腹外斜肌	1分	
B:腹内斜肌	1分	
C:腹横肌	1分	
D:腹膜	1分	
5. 患者行TAP阻滞后，疼痛稍缓解，但仍有烦躁，诉腹胀，此时100/65 mmHg，心率125次/分，脉搏血氧饱和度100%(鼻导管吸氧3 L/min)，腹腔引流150 mL鲜血，此时考虑可能发生了什么？可以采取哪些处理措施？	5分	—
(1) 可能发生了腹腔内出血	1分	
(2) 处理措施：		
① 联系外科医生，行腹部穿刺或腹部超声	2分	
② 血气分析(如考生提出血气分析，则给出 Hb 75 g/L)	2分	
总分	30分	

 题目解析及出题思路

该题主要考查消化道手术的相关知识点，食管癌根治术、胃癌根治术、胰十二指肠根治性切除术等患者均属于需要进行多模式术后镇痛的人群，而硬膜外镇痛是此类手术镇痛的金标准，如选择复合麻醉，如何进行术中管理也是需要加强学习的方面，此题就涉及了相关内容。可能的考点还包括(不限于)：

1. 胃肠道手术术前准备包括哪些？可能对机体造成的影响有哪些？

2. 针对该患者，你认为出血量超过多少考虑开始进行输血？输血可能导致的不良反应有哪些？

真 题 8

一、基本信息

现病史：患者,男性,56岁,因右眼视力减退一年余入院,外院检查提示垂体瘤(生长激素型),拟择垂体瘤切除术。

既往史：43岁时曾行右手外伤清创缝合术,在局部麻醉下完成手术;高血压病史5年,平时服用氨氯地平、缬沙坦,控制良好;否认其他慢性病史和家族史,无过敏史。

查体：75 kg,168 cm,血压140/80 mmHg,心率62次/分,呼吸频率15次/分,吸空气时SpO_2 96%。

检查结果：

心电图:窦性心律,心率62次/分。

胸部CT:正常。

头颅MRI:鞍区占位,占位大小30 mm×40 mm。

检验结果：

血常规:Hb 121 g/L,RBC $3.5×10^{12}$/L,PLT $110×10^9$/L,WBC $5.2×10^9$/L。

血生化:基本正常。

凝血象:正常。

二、要求的操作

略。

三、请回答以下问题

1. 你认为该患者麻醉诱导的重点包括哪些?

2. 如麻醉医生采取了快诱导气管插管(罗库溴铵50 mg),窥喉时(可视喉镜)发现声门暴露困难,试插一次失败,上级医生二次试插亦失败,口腔吸引有血,此时应该如何做?

3. 麻醉诱导完成后外科医生消毒时,发现血压迅速下降至70/40 mmHg,心率110次/分,SpO_2 100%,此时考虑什么原因?该如何处理?

4. 患者在全麻下行经鼻内镜垂体瘤切除术,手术开始后,血压由120/80 mmHg升高至187/119 mmHg,心率由70次/分升高至132次/分。考虑发生了什么?你将如何进行处理?

5. 术后患者入PACU,清醒后拔出气管导管,5分钟后患者诉恶心,无呕吐,出现此症状可能的原因有哪些?如何预防和处理?

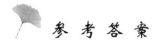

参考答案

病例口试评分表(30分)

口试评分标准以标准答案为准,若考生答题未涉及关键词,则该条得分为0分。

评 分 内 容	满分	扣分
1. 你认为该患者麻醉诱导的重点包括哪些?	6分	—
(1) 该患者为生长激素型垂体瘤,存在上气道改变(下颌骨、悬雍垂和舌体肥大、会厌和杓会厌皱襞肥厚),声门小,可能存在困难气道	2分	
(2) 准备好各种困难气道工具	2分	
(3) 插管方式采用保留自主呼吸或清醒纤维支气管镜插管	2分	
2. 如麻醉医生采取了快诱导气管插管(肌松罗库溴铵50 mg),窥喉时(可视喉镜)发现声门暴露困难,试插一次失败,上级医生二次试插亦失败,口腔吸引有血,此时应该如何做?	6分	
(1) 首先应寻求帮助	1分	
(2) 明确是否存在面罩通气困难	1分	
(3) 如无面罩困难通气,可进行面罩通气;选择插管型喉罩或纤维支气管镜尝试插管	2分	
(4) 如面罩通气困难,可选择喉罩通气;如仍失败,则寻求帮助,行环甲膜穿刺或气管切开,或舒更葡糖钠拮抗罗库溴铵,恢复自主呼吸	2分	
3. 麻醉诱导完成后外科医生消毒时,发现血压迅速下降至70/40 mmHg,心率110次/分,SpO_2 100%,此时考虑什么原因?该如何处理?	6分	—
(1) 可能发生了麻醉药物引起的循环抑制或过敏反应	2分	
(2) 处理:		
① 减少或停用麻醉药物	1分	
② 给予缩血管药,加快补液速度	1分	
③ 检查皮肤(如考生提及则提示皮肤出现风团、荨麻疹)、黏膜及气道压力,停用可能的变应原	1分	
④ 考虑过敏反应并发生血压持续下降,静脉注射肾上腺素;如出现心脏停搏,立即心肺复苏	1分	
4. 患者在全麻下行经鼻内镜垂体瘤切除术,手术开始后,血压由120/80 mmHg升高至187/119 mmHg,心率由70次/分升高至132次/分。考虑发生了什么?你将如何进行处理?	6分	—
(1) 询问外科医生是否使用了肾上腺素(考官回答使用肾上腺素棉片)	1分	

评 分 内 容	满分	扣分
考虑大量肾上腺素入血引起的拟交感反应异常升高或/和麻醉过浅	2分	
(2) 治疗：		
① 静脉给予艾司洛尔和扩血管药物尼卡地平或其他降压药物	1分	
② 检查吸入麻醉药物、静脉麻醉药物通路是否通畅，如吸入麻醉药是否液面低于最低刻度，静脉麻醉药三通是否打开	1分	
③ 加深麻醉（加大吸入麻醉药浓度或静脉麻醉药剂量）	1分	
5. 术后患者入PACU，清醒后拔出气管导管，5分钟后患者诉恶心，无呕吐，出现此症状可能的原因有哪些？如何预防和处理？	6分	—
相关因素包括： ① 阿片类、抗生素等药物的副作用 ② 手术中出血流入胃，刺激胃黏膜 ③ 手术部位出血，颅内压增高	3分	
(2) 预防和处理：术前在口腔填塞纱布条防止血液流入胃；给予氟哌利多、地塞米松及5-羟色胺受体拮抗剂；复查CT，排除颅内出血	3分	
总分	30分	

题目解析及出题思路

垂体瘤患者是临床困难气道的来源之一，该类患者往往存在面罩通气困难，因此麻醉医生需要保持高度的警惕性。除此之外，本题主要考查脑外科手术麻醉管理相关知识点，可能的考点还包括（不限于）：

1. 患者取半坐头高位，头部后仰15°，后脉搏血氧饱和度进行性下降，请问此时考虑可能发生了什么情况？该如何确诊及处理？

2. 患者插管后机械通气参数设置为：潮气量500 mL，通气频率14次/分，吸呼比1∶2，通气约半小时后动脉血气分析显示$PaCO_2$ 55 mmHg，经过排查发现气管导管套囊气量过少导致漏气；重新充气后手术医生要求尽快降低二氧化碳分压，故将潮气量增加至550 mL，呼吸频率增加到16次/分，约5分钟后血压下降至80/50 mmHg，心率下降至50次/分，请问此时考虑何种原因？

3. 手术时间4小时，未给予甘露醇及其他利尿药物，术中小便量共计2000 mL，请问此时考虑可能发生了什么情况？该如何处理？

4. 患者取半坐头高位，头部后仰15°，术中出血量600 mL（小静脉出血），给予等容量的自体血及胶体溶液输注后，血压突然下降至70/40 mmHg，心率下降至50次/分，呼气末二氧化碳分压下降至15 mmHg，请问此时考虑可能发生了什么情况？该如何处理？

真 题 9

一、基本信息

现病史：患者,男性,68岁,体检发现左肺占位,拟行胸腔镜下左上肺叶切除术。
既往史：高血压病史二十余年,不规则口服药物,控制欠佳。
查体：75 kg,172 cm,血压 145/80 mmHg,心率 82 次/分,呼吸频率 16 次/分,吸空气时 SpO_2 98%。

检查结果：

心电图:窦性心律,心率 88 次/分。

胸部 CT:左肺上叶占位,多发肺门及纵隔淋巴结肿大,肺癌可能,请结合临床;双肺气肿。

肺功能:以阻塞为主的通气功能障碍,肺功能轻度损害。

检验结果：

血常规:Hb 112 g/L,RBC $3.2×10^{12}$/L,PLT $118×10^9$/L,WBC $5.2×10^9$/L。

血生化:基本正常。

凝血象:正常。

二、要求的操作

略。

三、请回答以下问题

1. 请结合该患者的病史特点、术前检查以及拟施手术,需要重点进行哪方面麻醉前评估?并简述主要方法及内容。

2. 患者气道管理方案为双腔支气管插管,请简述双腔支气管导管定位的方法有哪些。在选择双腔导管前,需要重点关注和参考患者的哪些临床指标特征?

3. 置入双腔后,经纤维支气管镜检查,视野如图,请简述上述结构。

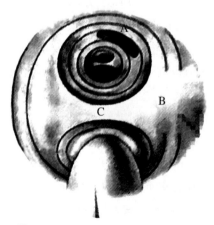

4. 该患者双腔支气管插管顺利,手术开始,单肺通气,心率 80 次/分,BP 118/67 mmHg,SpO_2 从 100% 逐渐减低至 91%,请简述单肺通气发生低氧血症的

可能原因。

5. 单肺通气后麻醉医师采用了肺保护性通气策略（lung protective ventilation strategies，LPVS），请简述肺保护性通气策略主要方法。

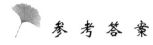

参 考 答 案

病例口试评分表（30分）

口试评分标准以标准答案为准，若考生答题未涉及关键词，则该条得分为0分。

评 分 内 容	满分	扣分
1. 请结合该患者的病史特点、术前检查以及拟施手术，需要重点进行哪方面麻醉前评估？并简述主要方法及内容	7分	—
（1）重点进行肺储备功能评估	3分	
（2）主要内容：		
① 吹气试验	1分	
② 肺功能检查	1分	
③ 血气分析 PaO_2 以及 $PaCO_2$	1分	
④ 6分钟步行试验，爬楼试验	1分	
2. 患者气道管理方案为双腔支气管插管，请简述双腔支气管导管定位的方法有哪些。在选择双腔导管前，需要重点关注和参考患者的哪些临床指标特征？	10分	—
（1）定位方法：		
① 听诊法	2分	
② 纤维支气管镜定位	2分	
③ 吸痰管通畅试验 ④ 气道阻力和气道压改变法 ⑤ 气泡溢出法 ⑥ $P_{ET}CO_2$ 监测法	2分 （答出任意2个选项即可得满分）	
（2）选择双腔管时需要关注的有：		
① 患者的身高，根据Takita公式：左DLT插入深度(cm) = 12.5 + 0.1×身高(cm)	2分	
② 阅读肺部CT，测量气管口径、气管隆突的位置、左右支气管开口处的口径以及左右主支气管的长度	2分	
3. 置入双腔后，经纤维支气管镜检查，视野如图，请简述上述结构	3分	—
A：右上肺开口/右上支气管开口	1分	

评分内容	满分	扣分
B:气管膜部	1分	
C:隆突	1分	
4. 该患者双腔支气管插管顺利,手术开始,单肺通气,心率 80 次/分,BP 118/67 mmHg,SpO₂ 从 100% 逐渐减低至 91%,请简述单肺通气发生低氧血症的可能原因	5分	—
(1) 导管因素:导管位置异常、导管阻塞、打折、分泌物等堵塞、导管脱落	2分	
(2) 通气量不足:潮气量、呼吸频率、通气/血流比例失调	1分	
(3) 缺氧性肺血管收缩(HPV)受抑制:生理因素、药物因素(任何导致血管舒张的药物,如吸入麻醉药、血管活性药等)、代酸或呼酸、低体温、手术应激	1分	
(4) 其他因素:支气管痉挛、健侧出现气胸等	1分	
5. 单肺通气后麻醉医师采用了肺保护性通气策略(lung protective ventilation strategies,LPVS),请简述肺保护性通气策略主要方法	5分	—
(1) 主要方法是避免肺气压伤	1分	
(2) 具体方法:使用小潮气量、个体化适度呼气末正压(PEEP)/最佳 PEEP、间断肺复张、最适吸入氧浓度和调整吸呼比等	4分 (答对前 4 项即可得满分)	
总分	30 分	

题目解析及出题思路

该题主要考查胸外科手术及单肺通气的麻醉管理相关知识点。可能的考点还包括(不限于):

1. 请具体描述左侧双腔管及右侧双腔管位置正确时,纤维支气管镜下观察到的蓝色套囊及白色套囊所处位置。

2. 肺叶切除后,吸痰后进行用力膨肺,肺复张良好,此时氧饱和度逐渐下降至 86%,伴随气道压力增加,请问此时考虑可能发生了什么情况?如何处理?

3. 该类手术中液体管理的原则及注意事项是什么?该怎样合理管理液体?

4. 除双腔支气管以外,你还知道哪些可以实现单肺通气的方式?

真 题 10

一、基本信息

现病史：患者，女性，38岁，孕37周，G_1P_0。孕29周左右出现头晕不适症状，外院就诊发现血压高，140~150/90~95 mmHg，诊断为妊娠期高血压，未予药物治疗。3小时前突然出现羊水自阴道流出，急诊入院，入院血压 153/102 mmHg，诊断为妊娠期高血压、胎膜早破，拟急诊行子宫下段剖宫产术。

既往史：否认其他疾病，否认手术史。

查体：身高 162 cm，体重 90 kg，血压 155/105 mmHg，心率 99 次/分，呼吸频率 20 次/分。心肺听诊未见明显异常，双下肢水肿。

检验结果：

血常规：WBC 5.1×10^9/L，RBC 4.6×10^{12}/L，Hb 102 g/L，Hct 44%，PLT 148×10^9/L。

血生化：基本正常。

凝血象：基本正常。

麻醉方案：硬膜外麻醉。

二、要求的操作

略。

三、请回答以下问题

1. 请阐述孕产妇和正常成年女性相比，在呼吸、循环、消化、内分泌、凝血功能方面会有哪些变化。

2. 硬膜外穿刺成功，试验剂量该怎么给？如试验剂量注入蛛网膜下腔，和硬膜外间隙比，两者的表现有何不同？

3. 假设该患者拟行腰硬联合麻醉，请问成人脊髓末端终止的位置在哪？与小儿的有何不同？你会选择哪个穿刺间隙？

4. 假设：患者入院后检查提示 BNP 5000 pg/mL，心超：左室舒张功能下降，左房轻度增大，肺动脉轻度增高（SPAP 35 mmHg），患者入室血压 165/118 mmHg；心率 105 次/分，SpO_2 90%（吸空气），与家属签署知情同意书，麻醉方案为硬膜外麻醉，此时你首先应作何处理？针对该类患者目前的生命体征，你对她初步的病情判断有哪些？你的输液策略是什么？

5. 请简述 Apgar 评分细则。新生儿胸外按压和人工呼吸的比例是多少？新生儿容量复苏的液体选择？剂量是多少？

参 考 答 案

病例口试评分表（30 分）

口试评分标准以标准答案为准，若考生答题未涉及关键词，则该条得分为 0 分。

评 分 内 容	满分	扣分
1. 请阐述孕产妇和正常成年女性相比，在呼吸、循环、消化、内分泌、凝血功能方面会有哪些变化	6 分	—
(1) 呼吸系统：<u>呼吸运动做功增加，氧耗量增大</u>；膈肌上抬，<u>FRC 下降，呼吸储备功能明显下降</u>，容易发生通气/血流比值失衡和低氧血症	2 分	
(2) 循环系统：<u>血容量和心输出量增加</u>，心率增快，全身血管阻力下降，红细胞压积下降	1 分	
(3) 消化系统：胃食管括约肌张力下降，容易发生胃内容物反流，误吸风险增高	1 分	
(4) 内分泌系统：<u>糖尿病发病率高</u>，发生胰岛素相对不足和胰岛素抵抗	1 分	
(5) 凝血功能改变：常处于<u>高凝状态</u>，血栓和栓塞性疾病风险增加	1 分	
2. 硬膜外穿刺成功，试验剂量该怎么给？如试验剂量注入蛛网膜下腔，和硬膜外间隙比，两者的表现有何不同？	6 分	—
试验剂量一般为 1%～2% 利多卡因 3～4 mL	2 分	
如试验药物注入硬膜外间隙，则 5 分钟后出现穿刺点上下 1～2 节段温度觉或感觉减退。	2 分	
如试验药物注入蛛网膜下腔，则患者很快出现下肢麻痹，平面升高达 T_4 以上，患者血压下降，心率也可能下降。	2 分	
3. 假设该患者拟行腰硬联合麻醉，请问成人脊髓末端终止的位置在哪？与小儿的有何不同？你会选择哪个穿刺间隙？	5 分	—
(1) 成人脊髓终止位置大约在 L_1 或 L_2，甚至更低	2 分	
(2) 小儿为 L_3 或更低	2 分	
(3) 为安全起见，宜选择 $L_{3\sim 4}$ 进行腰硬联合穿刺	1 分	
4. 假设：患者入院后检查提示 BNP 5000 pg/mL，心超：左室舒张功能下降，左房轻度增大，肺动脉轻度增高（SPAP 35 mmHg），患者入室血压 165/118 mmHg；心率 105 次/分，SpO_2 90%（吸空气），与家属签署知情同意书，麻醉方案为硬膜外麻醉，此时你首先应作何处理？针对该类患者目前的生命体征，你对她初步的病情判断有哪些？你的输液策略是什么？	7 分	—

续表

评 分 内 容	满分	扣分
首先应降低血压,再行椎管内穿刺	1分	
患者目前血压已达到 165/118 mmHg,属于重度子痫前期	2分	
患者心超提示舒张功能下降,肺动脉压力增高,同时脉搏血氧饱和度下降,考虑患者已经存在肺水肿或急性肺水肿加重	2分	
补液需慎重。液体以每小时 100 mL 为宜。如发生大出血,则量出为入	2分	
5. 请简述 Apgar 评分细则。新生儿胸外按压和人工呼吸的比例是多少?新生儿容量复苏的液体选择?剂量是多少?	6分	—
(1) Apgar 评分包含 5 项体征:心率、呼吸、反射敏感性、肌张力和颜色,每项评分 0~2 分,总分 10 分	3分	
(2) 新生儿胸外按压和人工呼吸的比例是 3∶1	1分	
(3) 容量复苏液体:生理盐水	1分	
(4) 容量复苏剂量:10 mL/kg	1分	
总分	30 分	

题目解析及出题思路

本题题干为产科重度子痫前期患者,临床中这类特殊患者的麻醉处理起来较为复杂。首先是因为产科麻醉具有其特殊性,治疗方案需综合考虑母婴两个"患者"的安全;其次,重度子痫前期患者可能合并重要脏器的功能障碍;再次,该类患者的病情呈持续性进展,必要时需要行急诊剖宫产终止妊娠,甚至可能会出现胎儿窘迫需行即刻剖宫产的危急情况;此外,胎儿可能面临发育不全,剖出后即需进行新生儿抢救。鉴于上述因素可知,该类病例涵盖的知识面较广,题干中稍作添加或修改,即可考查不同的知识点,可能的考点还包括(不限于):

1. 产科椎管内麻醉的管理。
2. 产科全身麻醉的管理。
3. 紧急剖宫产的麻醉处理。
4. (重度)子痫前期的病理生理特点及麻醉管理要点。
5. 子痫的诊断和治疗。
6. 新生儿抢救。
7. 子痫前期患者的术后镇痛等。

真 题 11

一、基本信息

现病史：患儿,女性,4 岁,因"咽痛伴睡眠打鼾 2 个月"入院,拟行鼻内镜下扁桃体腺样体切除术。

既往史：否认其他疾病,否认手术史。

查体：身高 115 cm,体重 19.5 kg,血压 95/60 mmHg,心率 99 次/分,呼吸频率 20 次/分。心肺听诊未见明显异常。

检查结果：

心电图：窦性心动过速,心率 118 次/分。

胸部 CT：基本正常。

检验结果：

血常规：WBC $5.1×10^9/L$,RBC $4.6×10^{12}/L$,Hb 95 g/L,Hct 44%,PLT $158×10^9/L$。

血生化：基本正常。

凝血象：基本正常。

二、要求的操作

略。

三、请回答以下问题

1. 如术中呼气末二氧化碳出现如下图所示,可能出现了哪些情况? 如该波形为 6 kg 的 2 月婴儿行幽门肥厚环切术的术中监护波形,则最需要考虑的情况是什么?

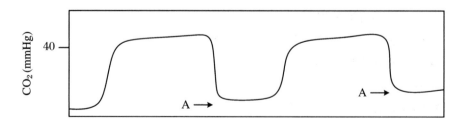

2. 患儿麻醉诱导平稳,手术开始 3 分钟,心率突然从 65 次/分上升至 135 次/分,血压从 86/54 mmHg 升高至 160/100 mmHg,SpO_2 100%,请简述出现此情况的可能原因及处理。

3. 如患儿有哮喘病史,但目前没有发作,麻醉诱导前和麻醉用药时需注意什么?

4. 如手术刚开始,气道峰压由 12 cmH$_2$O 突然升高至 40 cmH$_2$O,此时血压 95/54 mmHg,心率 88 次/分,SpO$_2$ 100%,请问你该做何判断及处理?

5. 手术结束,患儿带管控制呼吸转运至麻醉恢复室,10 分钟后患儿躁动,挣脱心电监护,恢复室麻醉医生予以拔管,拔管后患儿出现三凹征,口唇发绀,立即予以面罩加压给氧,面罩通气困难,此时你考虑发生了什么情况?并简述如何处理。

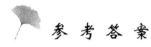

参 考 答 案

病例口试评分表(30 分)

口试评分标准以标准答案为准,若考生答题未涉及关键词,则该条得分为 0 分。

评 分 内 容	满分	扣分
1. 如术中呼气末二氧化碳出现如下图所示,可能出现了哪些情况?如该波形为 6 kg 的 2 月婴儿行幽门肥厚环切术的术中监护波形,则最需要考虑的情况是什么?	5分	—
(1) 可能出现以下情况:		
① 二氧化碳吸收剂失效	1分	
② 无效腔增加	1分	
③ 活瓣失灵	1分	
(2) 最需要考虑的是无效腔增加	2分	
2. 患儿麻醉诱导平稳,手术开始 3 分钟,心率突然从 65 次/分上升至 135 次/分,血压从 86/54 mmHg 升高至 160/100 mmHg,SpO$_2$ 100%,请简述出现此情况的可能原因及处理	6分	—
(1) 询问手术医生是否局部使用了肾上腺素等缩血管药物,大量肾上腺素入血引起的拟交感反应异常升高	1分	
(2) 或/和麻醉过浅	1分	
(3) 手术医生停止操作,取出鼻腔内肾上腺素棉条	1分	
(4) 检查吸入麻醉药物、静脉麻醉药物通路是否通畅,如吸入麻醉药是否液面低于最低刻度,静脉麻醉药三通是否打开	1分	
(5) 加深麻醉	1分	
(6) 酌情使用降心率及降压药物	1分	
3. 如患儿有哮喘病史,但目前没有发作,麻醉诱导前和麻醉用药时需注意什么?	5分	—
(1) 在麻醉诱导前,可吸入含支气管扩张剂和/或糖皮质激素的气雾剂	1分	

续表

评 分 内 容	满分	扣分
(2) 选择对哮喘发作影响小的麻醉药物,如丙泊酚、七氟烷	1分	
(3) 保持一定的麻醉深度,诱导可合用七氟烷,充分抑制气道高敏感性	1分	
(4) 避免使用可引起组胺释放的肌松药,可选择顺阿曲库铵、维库溴铵	1分	
(5) 慎用非甾体类抗炎药	1分	
4. 如手术刚开始,气道峰压由 12 cmH$_2$O 突然升高至 40 cmH$_2$O,此时血压 95/54 mmHg,心率 88 次/分,SpO$_2$ 100%,请问你该做何判断及处理?	6分	—
(1) 导管因素:导管受压、分泌物阻塞、打折等	2分	
(2) 检查并提醒手术医生是否开口器压迫导管	2分	
(3) 麻醉过浅,观察是否有呛咳体动,未追加肌松药	1分	
(4) 听诊双肺,支气管痉挛等	1分	
5. 手术结束,患儿带管控制呼吸转运至麻醉恢复室,10 分钟后患儿躁动,挣脱心电监护,恢复室麻醉医生予以拔管,拔管后患儿出现三凹征,口唇发绀,立即予以面罩加压给氧,面罩通气困难,此时你考虑发生了什么情况?并简述如何处理	7分	—
(1) 可能出现了喉痉挛/喉水肿	3分	
(2) 面罩加压纯氧吸入	1分	
(3) 立即停止一切刺激和操作	0.5分	
(4) 立即寻求帮助	0.5分	
(5) 加深麻醉,可给予静脉注射丙泊酚可缓解轻、中度喉痉挛	0.5分	
(6) 如为重度喉痉挛亦可应用琥珀胆碱,静脉注射剂量不低于 0.5 mg/kg,或 4.0 mg/kg 肌肉注射后行气管插管	0.5分	
(7) 暴露并清除咽喉部分泌物	0.5分	
(8) 紧急情况下可采用 16 号以上粗针行环甲膜穿刺给氧或行高频通气	0.5分	
总分	**30分**	

题目解析及出题思路

该题主要考查小儿气道管理的相关知识点。可能的考点还包括(不限于):

1. 小儿的气道解剖特点以及对气管插管可能造成的影响。
2. 小儿术前禁饮禁食原则是什么?
3. 手术结束后,患儿抬至推床氧气袋球囊手控呼吸送入恢复室,入恢复室后监测脉搏氧饱和度88%,立即纯氧呼吸机控制呼吸,1分钟后氧饱和度继续下降至70%,听诊双肺呼吸音对称,可闻及,监护仪呼气末二氧化碳波形不显示,观察患儿自主呼吸恢复,腹式呼吸运动明显,出现三凹症。此时考虑可能出现了什么情况?

真 题 12

一、基本信息

现病史:患者,女性,36岁,因"解除避孕装置2年,未孕,宫腔粘连"入院,拟行宫腔镜+腹腔镜探查术。

既往史:否认其他疾病,否认吸烟饮酒史,2年前无痛取环后恶心呕吐。

查体:血压125/72 mmHg,心率82次/分,呼吸频率16次/分。心肺听诊未见明显异常。

检查结果:

心电图:窦性心律,心率88次/分。

胸部CT:基本正常。

检验结果:

血常规:WBC 3.8×10^9/L,RBC 4.6×10^{12}/L,Hb 125 g/L,Hct 38%,PLT 160×10^9/L。

血生化:基本正常。

凝血象:基本正常。

二、要求的操作

略。

三、请回答以下问题

1. 患者拟先行腹腔镜探查术,后行宫腔镜探查术,请问你的麻醉方式和控制气道方案有哪些?哪种方法更佳?

2. 选择气管内插管全麻,麻醉诱导平稳,气管插管顺利,腹腔镜手术开始,改头低脚高位,此时SpO_2从100%降到91%,气道压28 cmH_2O,请问出现该情况你应该如何做?

3. 腹腔镜探查结束,开始行宫腔镜检查,膨宫介质甘氨酸,检查发现子宫黏膜下>3 cm的肌瘤,予以宫腔镜下子宫黏膜下肌瘤电切,宫腔镜手术进行到30分钟,血压逐渐从105/70 mmHg下降至90/60 mmHg,心率从75次/分降低到56次/分,SpO_2从100%降到90%,

气道压从 15 cmH₂O 上升至 28 cmH₂O，请问此时你考虑出现了哪种并发症？简述如何处理。

4. 请简述如何预防该并发症。

5. 经积极处理，手术顺利进行，此时测体温 35.6 ℃，请简述低体温的危害以及围术期体温管理的目标值。

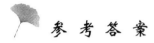

参 考 答 案

病例口试评分表（30 分）

口试评分标准以标准答案为准，若考生答题未涉及关键词，则该条得分为 0 分。

评 分 内 容	满分	扣分
1. 患者拟先行腹腔镜探查术，后行宫腔镜探查术，请问你的麻醉方式和控制气道方案有哪些？哪种方法更佳？	3 分	—
（1）全身麻醉：包括喉罩全麻和或气管插管全麻	2 分	
（2）以气管内插管全麻为佳，因为方便气道管理，一旦出现手术并发症如肺水肿致气道压力增高，喉罩易导致鉴别诊断困难，无法控制气道	1 分	
2. 选择气管内插管全麻，麻醉诱导平稳，气管插管顺利，腹腔镜手术开始，改头低脚高位，此时 SpO₂ 从 100% 降到 91%，气道压 28 cmH₂O，请问出现该情况你应该如何做？（如考生选择听诊两肺呼吸音，则给出：右肺呼吸音正常，左肺低调哮鸣音）	4 分	—
（1）查看麻醉及呼吸参数，检查呼吸管路，有无管道受压打折等	1 分	
（2）听诊双肺呼吸音（考生答出听诊双肺后，考官给出：右肺呼吸音正常，左肺低调哮鸣音）	1 分	
（3）可能原因：气管导管误入右支气管（如考生答出气管导管误入右主支气管，考官可进一步追问：为什么会发生导管位置过深？） 腔镜气腹以及头低脚高位导致	2 分	
3. 腹腔镜探查结束，开始行宫腔镜检查，膨宫介质甘氨酸，检查发现子宫黏膜下＞3 cm 的肌瘤，予以宫腔镜下子宫黏膜下肌瘤电切，宫腔镜手术进行到 30 分钟，血压逐渐从 105/70 mmHg 下降至 90/60 mmHg，心率从 75 次/分降低到 56 次/分，SpO₂ 从 100% 降到 90%，气道压从 15 cmH₂O 上升至 28 cmH₂O，请问此时你考虑出现了哪种并发症？简述如何处理	9 分	—
（1）发生了膨宫液过量吸收综合征（稀释性低钠血症、TURP 综合征）	2 分	
（2）处理：		
① 立刻停止操作，停止膨宫液进入宫腔，计算出入量差值	2 分	

评 分 内 容	满分	扣分
② 血气分析测定电解质,确定是否存在电解质紊乱	1分	
③ 静脉注射呋塞米10~20 mg,促进水分排泄,恢复正常血容量	1分	
④ 根据血钠情况,静脉注射3%~5%氯化钠100 mL,缓慢输入,再给予呋塞米,两者交替给药,监测尿量	1分	
⑤ 心率慢可对症处理,静注阿托品	1分	
⑥ 酌情使用血管活性药物提升血压	0.5分	
⑦ 如有脑水肿,应脱水降颅压,静脉滴注地塞米松,减轻脑水肿	0.5分	
4. 请简述如何预防该并发症	**6分**	—
(1) 团队协作,专人实施、专人监测出入量并记录;密切监测灌流速度和灌注液出入量差值	1分	
(2) 监测膨宫压,控制膨宫压≤100 mmHg或<平均动脉压;提高患者平均动脉压	1分	
(3) 尽量缩短手术时间,应用双极电凝、等离子等新型手术器械,减少术野止血,妥善止血	1分	
(4) 尽量避免使用低渗灌注液	1分	
(5) 对有宫腔镜低钠血症高危因素(如宫腔粘连、纵隔子宫、大肌瘤或多发肌瘤)的患者需高度警惕,并提前予以预防性氯化钠输入	1分	
(6) 术野应用缩血管药物	1分	
5. 经积极处理,手术顺利进行,此时测体温35.6 ℃,请简述低体温的危害以及围术期体温管理的目标值	**8分**	—
(1) 手术切口感染发生率增高	1分	
(2) 心血管不良事件如心律失常,心肌耗氧增加,引起心肌缺血	1分	
(3) 凝血功能下降	2分	
(4) 延缓麻醉药物代谢,麻醉苏醒时间延长	2分	
(5) 住院时间延长	1分	
围术期体温管理的目标值:不低于36.0 ℃	1分	
总分	**30分**	

题目解析及出题思路

该题主要考查宫腔镜及腹腔镜手术患者的麻醉管理相关知识点,宫腔镜手术目前已罕有应用甘氨酸作为膨宫介质,但即便是应用生理盐水(膨宫介质),相较于TURP手术,仍更容易发生容量负荷过重或稀释性低钠血症,原因是子宫是肌性器官,术中需要超过80 mmHg

(甚至更高)的膨宫压力方可保证手术顺利进行,而 TURP 手术只需要依赖灌洗液的重力即可。术中一旦出现血窦开放,则可在短期内造成大量灌洗液吸收,引发一系列神经内分泌反应,造成肺水肿、脑水肿等。可能的考点还包括(不限于):

1. 假设选择喉罩全麻,腹腔镜手术进行 40 分钟,SpO_2 从 100% 降到 91%,气道压 28 cmH_2O,可能出现了什么情况?你的处理措施有哪些?
2. 患者手术顺利,术后出现苏醒延迟,请问可能原因有哪些?该怎样处理?

真 题 13

一、基本信息

现病史:患儿,男孩,3 岁 5 月,因"发现右侧腹股沟可复性包块 1 月"入院,拟行腹腔镜下右腹股沟疝疝囊高位结扎术。

既往史:无手术麻醉史;无明确药物食物过敏史;无家族性遗传病史。

查体:身高 83 cm,体重 11 kg,血压 96/58 mmHg,心率 88 次/分,呼吸频率 18 次/分。心肺听诊未见明显异常。

检查结果:

心电图:窦性心动过速。

胸片:正常。

检验结果:

血常规、血生化、凝血象正常。

二、要求的操作

略。

三、请回答以下问题

1. 该患者手术前核对信息时,家长表示患儿 2 小时前喝了 200 mL 橙汁,请问你该如何处理?
2. 该患儿术前检查 UCG 结果如下:

二维:室间隔于膜周部见回声低落,断径约 1 mm,房间隔回声连续。主动脉内径不宽,瓣呈三叶,回声及启闭正常。主肺动脉内径不宽,瓣回声及启闭正常。左房、室及右心不大。室间隔及左室后壁不厚,呈异向运动,活动幅度尚可。二、三尖瓣形态、回声及启闭尚可。

彩色:上述室间隔回声失落处见左向右五彩穿隔血流束,PG 64 mmHg。三尖瓣口见少量反流,TRPG 18 mmHg,估测 SPAP 26 mmHg。二尖瓣口见少许反流,前向血流 E 峰>A

峰。余瓣口未见明显异常血流信号。

左心功能测值：LVEF 72%，LVEDV 31 mL，LVESV 8.9 mL，FS 39%，SV 18 mL。

组织多普勒（TDI）：二尖瓣环 Em>Am。

请问如何解读该 UCG 报告？如果患儿无临床症状，作为此次手术的麻醉医生，你会给他上全身麻醉吗？为什么？

3. 手术当日，麻醉医生发现患儿有上呼吸道感染症状，请简述上呼吸道感染小儿麻醉处理方案。

4. 患儿气道管理采用双管喉罩，麻醉诱导后置入喉罩，对位佳，通气良好，手术开始头低位，CO_2 气腹，此时喉罩出现漏气，通气不足，请简述出现该情况的可能原因及处理方法。

5. 针对该类手术，可以有哪些术后镇痛的方案？

参 考 答 案

病例口试评分表（30分）

口试评分标准以标准答案为准，若考生答题未涉及关键词，则该条得分为 0 分。

评 分 内 容	满分	扣分
1. 该患者手术前核对信息时，家长表示患儿 2 小时前喝了 200 mL 橙汁，请问你该如何处理？（考官可追问何为清饮料？）	5分	—
建议延后 2 小时再麻醉	2分	
指南规定术前 2 小时可饮用清饮料，但橙汁属于有渣饮料，应延后	1分	
清饮料包括：清水、碳酸饮料、清茶、无奶黑咖啡、无渣果汁如苹果汁（不含酒精）	2分	
2. 该患儿术前检查 UCG 结果如下： 二维：室间隔于膜周部见回声低落，断径约 1 mm，房间隔回声连续。主动脉内径不宽，瓣呈三叶，回声及启闭正常。主肺动脉内径不宽，瓣回声及启闭正常。左房、室及右心不大。室间隔及左室后壁不厚，呈异向运动，活动幅度尚可。二、三尖瓣形态、回声及启闭尚可 彩色：上述室间隔回声失落处见左向右五彩穿隔血流束，PG 64 mmHg。三尖瓣口见少量反流，TRPG 18 mmHg，估测 SPAP 26 mmHg。二尖瓣口见少许反流，前向血流 E 峰>A 峰。余瓣口未见明显异常血流信号 左心功能测值：LVEF 72%，LVEDV 31 mL，LVESV 8.9 mL，FS 39%，SV 18 mL 组织多普勒（TDI）：二尖瓣环 Em>Am 请问如何解读该 UCG 报告？如果患儿无临床症状，作为此次手术的麻醉医生，你会给他上全身麻醉吗？为什么？	8分	—

续表

评 分 内 容	满分	扣分
（1）先天性心脏病：室间隔缺损：膜周型	2分	
（2）可以全身麻醉	2分	
（3）原因： ① 该患儿室间隔缺损≤1 mm ② 暂无室缺的继发改变，如肺动脉高压、右心增大、主动脉瓣反流等 ③ 无反复上感肺炎等临床症状 ④ 胸片心电图正常，可定期随访观察，可在相关科室会诊后、风险告知的情况下行全身麻醉	4分	
3. 手术当日，麻醉医生发现患儿有上呼吸道感染症状，请简述上呼吸道感染小儿麻醉处理方案	6分	—
急诊手术：进行手术 择期手术： （1）不复杂的上呼吸道感染症状（如无发热、清亮分泌物且身体其他方面均健康或是非感染引起的症状）：可以手术 （2）症状较重（有脓性分泌物、有痰的咳嗽、体温＞38 ℃或有肺部累及的征象），或可疑细菌感染，需抗生素治疗者：推迟4～6周	6分 （每项3分）	
4. 患儿气道管理采用双管喉罩，麻醉诱导后置入喉罩，对位佳，通气良好，手术开始头低位，CO_2气腹，此时喉罩出现漏气，通气不足，请简述出现该情况的可能原因及处理方法	7分	—
（1）可能原因：麻醉过浅，患儿有自主呼吸；加深麻醉，肌松药或瑞芬太尼等；体位改变、腹压增加等	3分	
（2）处理： ① 调整头位置 ② 拔出喉罩重新放置 ③ 充气式喉罩需检查充气量是否合适 ④ 必要时寻求帮助，改气管内插管	4分	
5. 针对该类手术，可以有哪些术后镇痛的方案？	4分	—
（1）多模式镇痛	1分	
（2）应用NSAID药物，静脉或直肠给药	1分	
（3）可以局部切口浸润	1分	
（4）骶管阻滞	0.5分	
（5）神经阻滞，如腹横筋膜阻滞、腹直肌鞘阻滞	0.5分	
总分	30分	

题目解析及出题思路

该题主要考查小儿患者麻醉管理的相关知识点。可能的考点还包括(不限于)：

1. 小儿气道的解剖特点是什么？对于麻醉医生来说，这些特点对控制气道有何影响？
2. 室间隔缺损的分型有哪些？可能出现哪些症状及体征？哪些辅助检查可以帮助麻醉医生进行评估？

真 题 14

一、基本信息

现病史：患者，女性，32岁，孕 32^{+3} 周，G_2P_1，因一个月前出现心慌胸闷，口唇发绀，在外院诊断为先天性心脏病，入我院待产；患者幼时诊断为先天性心脏病，因家庭条件未予治疗。

既往史：无手术麻醉史；无明确药物食物过敏史；无结核、肝炎等传染病史；无家族性遗传病史；无吸烟饮酒史，无毒物接触史。

查体：身高 160 cm，体重 65 kg，血压 96/58 mmHg，心率 108 次/分，呼吸频率 22 次/分。听诊胸骨左缘第 3～4 肋间闻及响亮而粗糙的全收缩期 3/6 级杂音，心尖部可闻及柔和的、舒张期杂音，肺动脉第二心音亢进，可闻及舒张期杂音。

检查结果：

心超：室间隔缺损 21 mm（双向分流）；右室增大（44 mm），右室壁 6 mm；估计肺动脉高压 124 mmHg。

心电图：窦性心动过速，心率 113 次/分。

检验结果：

血常规：WBC 12.1×10^9/L，Hb 142 g/L，Hct 44%，PLT 100×10^9/L。

血生化：Na^+ 135 mmol/L，K^+ 4.5 mmol/L，Glu 6.8 mmol/L，BUN 4.8 mmol/L，Cr 54 μmol/L，AST 24 IU/L，ALT 34 IU/L。

凝血象：基本正常。

二、要求的操作

略。

三、请回答以下问题

1. 患者拟进行中心静脉监测,请问中心静脉压的正常值是多少?影响中心静脉压数值的因素有哪些?
2. 通过该患者的病史、体格检查,请简单评估该患者的病情。还需要进行哪些检查及治疗?
3. FDA根据对胎儿的影响,对治疗药物如何分类,请简述如何分类及日常常用的麻醉药物属于哪一类(说出3类即可,但D类必须答出)。
4. 孕产妇的心血管系统有哪些改变?
5. 该患者拟选择硬膜外麻醉,请简述该患者术中的注意事项。

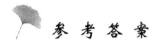

病例口试评分表(30分)

口试评分标准以标准答案为准,若考生答题未涉及关键词,则该条得分为0分。

评分内容	满分	扣分
1. 患者拟进行中心静脉监测,请问中心静脉压的正常值是多少?影响中心静脉压数值的因素有哪些?	6分	—
(1) 正常值5~12 cmH$_2$O	1分	
(2) 影响因素:		
① 左心功能	1分	
② 右心功能	1分	
③ 左右心功能是否协调	1分	
④ 肺部疾患	1分	
⑤ 通气方式如PEEP	1分	
2. 通过该患者的病史、体格检查,请简单评估该患者的病情。还需要进行哪些检查及治疗?	6分	—
(1) 患者系先天性心脏病室缺的终末期,即长期的左向右分流,导致肺动脉高压,肺动脉压力超过体循环压力,导致双向分流,患者出现发绀,即艾森曼格综合征	3分	
(2) 需要行血气分析及氧疗,进一步判断双向分流的程度	3分(答对任意3项即可得满分)	
(3) 术前需要降肺动脉压药物进行治疗		
(4) 使用激素加快胎儿肺部成熟		
(5) 多学科会诊及讨论		
(6) 择期行剖宫产术		

续表

评 分 内 容	满分	扣分
3. FDA根据对胎儿的影响,对治疗药物如何分类,请简述如何分类及日常常用的麻醉药物属于哪一类(说出3类即可,但D类必须答出)	8分	—
共分为A、B、C、D、X这5类	2分	
(1) A类:无证据在妊娠早期与中晚期对胎儿有危害作用,<u>对胎儿伤害可能性最小</u>,是无致畸性的药物。如适量维生素	1分	
(2) B类:无明显证据对胎儿有不良风险,在前3个月使用,没有明显的风险。如丙泊酚、七氟醚、局麻药	1分	
(3) C类:动物实验证实对胎儿存在风险,但人类无相关资料。需要在获益大于风险情况下才可以使用。如依托咪酯、氯胺酮、阿片类	1分	
(4) D类:有明显证据对胎儿有不良风险,如安定	1分	
(5) X类:在孕妇禁忌使用	1分	
4. 孕产妇的心血管系统有哪些改变?	5分	—
(1) <u>血容量增加</u>40%以上,<u>心输出量增加</u>,并在28周达到平台期,胎儿娩出继续增加达到峰值	2分	
(2) 心率增快	1分	
(3) 外周血管阻力下降或不变	1分	
(4) 孕晚期容易出现仰卧位低血压综合征	1分	
5. 该患者拟选择硬膜外麻醉,请简述该患者术中的注意事项	5分	—
(1) 血流动力学监测:有创动脉血压监测、中心静脉压监测、心排量监测	1分	
(2) 术中全程面罩吸氧,保证麻醉足够的深度,避免麻醉过浅造成肺动脉压短暂增高	1分	
(3) 维持体循环阻力,尽量减少右向左分流	1分	
(4) 严格控液,胎儿娩出即刻给予呋塞米,腿部结扎,腹部加压减少静脉回心血量	1分	
(5) 非必要禁止静脉给予缩宫素,如需要和局部给予;胎儿娩出后可酌情给予降肺动脉压药物	1分	
总分	30分	

题目解析及出题思路

该题主要考查室间隔缺损产妇的相关知识点,真题13和该题均考查了合并有先天性心脏病患者的麻醉,考生需掌握各种常见先心病的病理生理改变,以及如何评估病情的严重程

度。与真题13不同是,该患者的先心病已经到了病程的终末期,处理难度更大。可能的考点还包括(不限于):

1. 如何降低该患者的肺动脉压?
2. 该如何解读该患者术前的心脏超声检查?针对室间隔缺损的孕产妇,心超主要关注指标有哪些?
3. 你认为该患者最适宜的麻醉方式是什么?理由是什么?

真 题 15

一、基本信息

现病史:患儿,男孩,5岁,因声嘶1月,加重2天,诊断为喉乳头状瘤术后复发,拟行直接喉镜下激光喉乳头状瘤切除术。

既往史:分别于2岁、3岁行直接喉镜下激光喉乳头状瘤切除术。

查体:血压90/50 mmHg,心率120次/分,SpO_2 96%。声音嘶哑,轻度三凹征,无呼吸困难,睡眠饮食可。

检查结果:

心电图:窦性心动过速,心率133次/分。

检验结果:

血常规:WBC 6.8×10^9/L,RBC 2.6×10^{12}/L,Hb 105 g/L,Hct 44%,PLT 158×10^9/L。

血生化:正常。

凝血象:正常。

二、要求的操作

略。

三、请回答以下问题

1. 该患儿术前检查哪项检查是必需的?理由是什么?
2. 该患儿建立和管理气道的方案有哪些?
3. 由于暂无上市的特殊气管导管使用,哪些措施可以保护传统型气管导管,以避免气道着火?
4. 除了此类手术外,还有哪种手术易诱发气道着火?一旦发生气道着火,你应该采取哪些措施?

5. 手术顺利完成,患儿被送往恢复室,请问此类手术常见的并发症是什么? 应该如何处理?

参 考 答 案

病例口试评分表(30分)

口试评分标准以标准答案为准,若考生答题未涉及关键词,则该条得分为0分。

评 分 内 容	满分	扣分
1. 该患儿术前检查哪项检查是必需的? 理由是什么?	4分	—
(1) 电子喉镜检查是必须的	2分	
(2) 需要明确病变的部位(喉、声门下)及严重程度及对气道阻塞的情况	2分	
2. 该患儿建立和管理气道的方案有哪些?	6分	—
(1) 如病变累及局限,无气道梗阻,可谨慎选择快诱导气管插管	2分	
(2) 可进行气道表面麻醉,吸入+静脉麻醉下,保留自主呼吸下气管插管	2分	
(3) 还可以经喉镜置入喷射通气管,在喷射通气下进行手术	2分	
(4) 如病变严重,气道梗阻严重,应备好气管切开(答对前3项即可得分)		
3. 由于暂无上市的特殊气管导管使用,哪些措施可以保护传统型气管导管,以避免气道着火?	4分	—
(1) 套囊内充入生理盐水或带指示剂的颜料,如亚甲蓝	2分	
(2) 套囊周围填塞湿纱布或脑棉片进行保护	2分	
(3) 用金属胶带包裹气管导管(因儿童导管原本较细,且无医用产品可获得,此方法少用)(答对前2项即可得分)		
4. 除了此类手术外,还有哪种手术易诱发气道着火? 一旦发生气道着火,你应该采取哪些措施?	10分	—
(1) 纤维支气管镜下行气管占位活检或治疗手术(使用电刀或激光)	2分	
(2) 处理:		
① 取出燃烧物	2分	
② 去除氧源	2分	
③ 必须生理盐水灭火后方可进行氧气通气	2分	
④ 评价损伤程度,再次气管插管,必要时可气管切开	2分	
5. 手术顺利完成,患儿被送往恢复室,请问此类手术常见的并发症是什么? 应该如何处理?	6分	—

评 分 内 容	满分	扣分
（1）喉水肿，应预防性静脉应用激素（地塞米松），一旦出血可以雾化吸入激素或肾上腺素	3分	
（2）喉痉挛，一旦出现100％面罩加压通气，严重可应用丙泊酚或小剂量琥珀胆碱	3分	
总分	30分	

题目解析及出题思路

该题主要考查喉乳头状瘤的麻醉管理要点，题干除了考查该类患儿的麻醉注意事项，还考查了手术室内意外之气道着火的处理。喉乳头状瘤是五官科并不罕见的疾病之一，感染源主要是母婴垂直传播，虽为良性疾患，但在青春期之前极易复发，处理颇为棘手，尤其是病变范围广，存在呼吸困难的患者，是儿科常见的困难气道案例。插管时会发现正常解剖结构被乳头状瘤覆盖，禁用肌松剂，临床上应备好气管切开。可能的考点还包括（不限于）：

1. 如果选择全麻快诱导的方式，面罩通气时发现通气困难，此时麻醉医生能做的有哪些？
2. 面罩通气正常，气管插管顺利，但气管插管后气道压持续报警，手控通气不能，请问此时考虑最可能的险情是什么？该如何处理？

真 题 16

一、基本信息

现病史：患者，女性，58岁，因转移性右下腹痛3天，加重伴恶心呕吐12小时入院，诊断为急性化脓性阑尾炎，拟行阑尾切除术。

既往史：无手术麻醉史；无明确药物食物过敏史；无结核、肝炎等传染病史；无家族性遗传病史；无吸烟饮酒史，无毒物接触史。

查体：血压128/70 mmHg，心率112次/分，呼吸频率20次/分，SpO_2 96％。

检查结果：

心电图：窦性心动过速，心率108次/分。

胸部CT：两肺多发性小微结节。

检验结果：

血常规：Hb 132 g/L，RBC 3.2×10^{12}/L，PLT 108×10^9/L，WBC 15.2×10^9/L，中性粒细胞百分比83%。

尿常规：正常。

血生化：血钾 3.1 mmol/L，其余基本正常。

凝血象：正常。

二、要求的操作

略。

三、请回答以下问题

1. 请简述椎管内麻醉阻滞平面的确认（体表定位）。如患者手术结束时诉双手臂麻木，胸闷，此时你应该怎么做？

2. 该患者拟实施硬膜外麻醉，假设该患者穿刺完毕改平卧位，给予1%利多卡因+0.5%罗哌卡因试验剂量5 mL，患者无不适主诉，继续给予4 mL，此时患者诉耳鸣，血压150/90 mmHg，心电监护示心率120次/分，偶发室早，氧饱和度95%，继而患者出现意识模糊，呼之不应，患者出现这些症状最可能的原因是什么？怎样处理？

3. 患者硬膜外麻醉过程顺利，平面合适，生命体征平稳，手术开始。外科医生行腹腔探查时，血压75/45 mmHg，心率140次/分，患者烦躁，面部潮红，体温监测发现体温达39.1℃，该患者目前主要考虑发生了何种状况？处理措施是什么？

4. 简述休克的分型及分期。

5. 该患者要求全麻，选择喉罩全麻，术中吸入氧浓度80%，潮气量500 mL，呼吸频率12次/分，气体流量3 L/min，术中吸入七氟烷浓度维持在1%左右，请问影响七氟醚消耗的决定因素是什么？为了减少吸入麻醉的消耗，你可以怎么做？

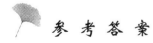

病例口试评分表（30分）

口试评分标准以标准答案为准，若考生答题未涉及关键词，则该条得分为0分。

评 分 内 容	满分	扣分
1. 请简述椎管内麻醉阻滞平面的确认（体表定位）。如患者手术结束时诉双手臂麻木，胸闷，此时你应该怎么做？	9分	—
（1）骶部、股内侧及会阴部为骶神经分布	1分	

评 分 内 容	满分	扣分
(2) 耻骨联合为胸12,腰1神经分布	1分	
(3) 脐水平为胸10神经分布	1分	
(4) 季肋部为胸8神经分布	1分	
(5) 剑突为胸6神经分布	1分	
(6) 乳头水平为胸4神经分布	1分	
(7) 锁骨下部位为胸2神经分布	1分	
患者双手臂麻木,说明麻醉平面可能已达到T_1或更高,属于异常高平面阻滞,此时应保持患者血流动力学平稳,供氧,等待平面达到T_4水平以下送回病房	2分	
2. 该患者拟实施硬膜外麻醉,假设患者穿刺完毕改平卧位,给予1%利多卡因+0.5%罗哌卡因试验剂量 5 mL,患者无不适主诉,继续给予 4 mL,此时患者诉耳鸣,血压 150/90 mmHg,心电监护示心率 120 次/分,偶发室早,氧饱和度 95%,继而患者出现意识模糊,呼之不应,患者出现这些症状最可能的原因是什么?怎样处理?	6分	—
(1) 考虑为局麻药中毒	2分	
(2) 处理:		
① 面罩供氧,效果不佳者,可静注肌松药,气管内插管控制呼吸	1分	
② 抗惊厥治疗可给予咪达唑仑或丙泊酚(血压低慎用)缓慢静脉注射镇静,必要时亦可静注肌松剂	1分	
③ 20%脂肪乳 1~1.5 mL/kg 缓慢静注,降低血液中的局麻药浓度,以减轻局麻药的毒性	2分	
3. 患者硬膜外麻醉过程顺利,平面合适,生命体征平稳,手术开始。外科医生行腹腔探查时,血压 75/45 mmHg,心率 140 次/分,患者烦躁,面部潮红,体温监测发现体温达 39.1 ℃,该患者目前主要考虑发生了何种状况?处理措施是什么?	5分	—
(1) 可能出现感染性(脓毒性)休克	1分	
(2) 应立即进行容量复苏(晶体首选)	1分	
(3) 加用血管活性药物(去甲肾上腺素)	1分	
(4) 及早加用抗生素和激素	1分	
(5) 及时采血进行血培养	1分	
4. 简述休克的分型及分期	7分	—
(1) 根据病因主要分为低血容量性休克、分布性休克(分为过敏性休克、感染性休克、神经源性休克)、心源性休克以及梗阻性休克	5分	

评 分 内 容	满分	扣分
（2）根据病情的进程分为休克代偿期和失代偿期；或代偿期、进展期、休克难治期	2分	
5. 该患者要求全麻，选择喉罩全麻，术中吸入氧浓度80%，潮气量500 mL，呼吸频率12次/分，气体流量3 L/min，术中吸入七氟烷浓度维持在1%左右，请问影响七氟醚消耗的决定因素是什么？为了减少吸入麻醉的消耗，你可以怎么做？	3分	—
在挥发罐浓度不变的情况下，新鲜气体流量是决定吸入麻醉剂消耗的唯一因素	2分	
为了减少吸入麻醉的消耗，可以采用循环紧密式麻醉，将气体流量调至2 L/min以下	1分	
总分	30分	

题目解析及出题思路

该题主要考查硬膜外阻滞的相关知识点，与第一站真题1相同，同样考查了局麻药中毒，但两者的病情表现一个为重度，一个为轻中度，希望通过两个病例的展示，考生能在今后的工作中快速识别局麻药中毒的表现。阑尾炎虽为临床常见疾病，但也有重症表现。可能的考点还包括（不限于）：

1. 在更换穿刺间隙后硬膜外穿刺针内快速流出清澈液体，请问你考虑什么原因导致的？怎么处理？

2. 该患者硬膜外麻醉过程顺利，平面 T_6～L_3，生命体征平稳，手术开始。外科医生行腹腔探查时，血压75/45 mmHg，心率40次/分，患者烦躁，该患者目前主要考虑发生了何种状况？如何处理？

真 题 17

一、基本信息

现病史：患者，女性，48岁，因外伤致三踝骨折，拟行切开复位内固定术。

既往史：无手术麻醉史；无明确药物食物过敏史；无结核、肝炎等传染病史；无家族性遗传病史；无吸烟饮酒史，无毒物接触史。

查体：平车，血压 125/70 mmHg，心率 82 次/分，呼吸频率 16 次/分。
检查结果：
心电图：窦性心律，78 次/分。
检验结果：
血常规：Hb 112g/L，RBC 3.2×10^{12}/L，PLT 130×10^{9}/L，WBC 3.2×10^{9}/L。
血生化：基本正常。
凝血象：正常。
其他检查无特殊。

二、要求的操作

略。

三、请回答以下问题

1. 针对该患者的术前检查、病情特点和手术方式，可以实施哪些麻醉方法？简述它们的优缺点。
2. 该患者拟实施腰麻，请问如何运用药液的配方和体位改变来达到单侧腰麻的效果？
3. 该患者拟超声引导下行神经阻滞，请简述超声引导下平面内和平面外进针的方法及优缺点。
4. 简述腹股沟区股神经的解剖标识及其阻滞区域。
5. 请简述坐骨神经阻滞的支配范围以及坐骨神经阻滞有哪些入路。

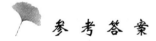

参考答案

病例口试评分表（30 分）

口试评分标准以标准答案为准，若考生答题未涉及关键词，则该条得分为 0 分。

评 分 内 容	满分	扣分
1. 针对该患者的术前检查、病情特点和手术方式，可以实施哪些麻醉方法？简述它们的优缺点	6 分	—
可以选择的麻醉方法有：		
(1) 椎管内麻醉（包括硬膜外和腰麻）：优点是镇痛完全，缺点是易导致术后尿潴留，且长时间手术尤其是硬膜外麻醉难以完全消除止血带反应	2 分	
(2) 神经阻滞（股神经 + 坐骨神经或腰骶丛）：优点是可以达到单侧阻滞，方便术后患者早下床活动，如果阻滞完善，可以达到镇痛完全；缺点是所需局麻药量较大，难以完全消除止血带反应	2 分	

续表

评 分 内 容	满分	扣分
(3) 全身麻醉或全身麻醉复合神经阻滞:优点是克服了上述两种麻醉方法的缺点,患者舒适度高;缺点是费用相对较高	2分	
2. 该患者拟实施腰麻,请问如何运用药液的配方和体位改变来达到单侧腰麻的效果?	4分	—
(1) 可以使用轻比重药液加上患肢在上:以较大量无菌注射用水将局麻药稀释配置而成,向高处移动	2分	
(2) 也可以使用重比重药液加上患肢在下:以适当量葡萄糖(5%~10%葡萄糖液)将局麻药稀释配置而成,向低处移动	2分	
3. 该患者拟超声引导下行神经阻滞,请简述超声引导下平面内和平面外进针的方法及优缺点	6分	—
(1) 平面内穿刺:是指在超声引导下,穿刺针整体在超声发出的声束内进行的穿刺的过程。优点是进针的整个过程,均在超声监视下进行,操作安全有保障,可以准确确定穿刺针尖的进针位置;缺点是穿刺路径较长	3分	
(2) 平面外穿刺:是指在超声引导下,穿刺针整体或局部在超声发出的声束以外进行的穿刺的过程。优点是穿刺路径较短,目标区域与周围组织解剖比邻较清晰;缺点是虽可见穿刺针的一点,但不易确认是穿刺针的哪一部分,可能是针尖,也可能是针体	3分	
4. 简述腹股沟区股神经的解剖标识及其阻滞区域	7分	—
(1) 腹股沟区的股神经位于股动脉外侧,髂筋膜与髂腰肌之间	3分	
(2) 股神经支配大腿前侧肌肉(股四头肌和缝匠肌),腹股沟韧带至膝关节之间的大腿前方皮肤,其终末支分支是隐神经支配膝关节至大脚趾之间的小腿内侧皮肤	4分	
5. 请简述坐骨神经阻滞的支配范围以及坐骨神经阻滞有哪些入路	7分	—
坐骨神经提供大腿后部皮肤,包括半腱肌、半膜肌及股二头肌等,膝关节以下的除小腿内侧外整个腿部及足部皮肤的神经支配	3分	
包括臀上入路(后路,Labat法)、臀下入路、前路和腘窝入路	4分	
总分	30分	

题目解析及出题思路

该题主要考查下肢手术麻醉的相关知识点。可能的考点还包括(不限于):

1. 如果实施全麻复合神经阻滞麻醉,相较于单纯全身麻醉,手术过程中全麻药物该如何调整？

2. 手术当中拟采用止血带减少术中出血，请问止血带使用后对麻醉管理的影响有哪些？什么方法可减轻这些影响？

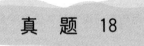

真 题 18

一、基本信息

现病史：患者，女性，52岁，因"右侧腰腹部疼痛不适，血尿1周"入院，诊断为右肾结石，拟行经皮肾镜钬激光碎石术。

既往史：否认高血压、糖尿病、心脏病等慢性疾病史。

查体：160 cm，60 kg，血压 121/73 mmHg，心率 78 次/分。

检查结果：

B超：右肾多发结石，右肾积水。

心电图、胸部CT检查均无明显异常。

检验结果：

血常规、凝血象、血生化检查均无明显异常。

二、要求的操作

略。

三、请回答以下问题

1. 经皮肾镜钬激光碎石术可以使用哪些麻醉方法？简要说明这些麻醉方法的优缺点。

2. 患者入室，全身麻醉诱导顺利，9:00 截石位放置输尿管导管和尿管，9:10 改俯卧位，血压 105/70 mmHg，心率 64 次/分，气道压 19 cmH_2O，SpO_2 100%，9:24 开始 B 超下肾穿刺，9:30 经皮肾镜钬激光碎石，0.9% NaCl 灌注液冲洗，10:20 血压 139/102 mmHg，心率 56 次/分，SpO_2 97%，气道压上升至 29~30 cmH_2O，且仍在上升，10:22 气道压升至 35~39 cmH_2O，血压 99/65 mmHg，心率 89 次/分，SpO_2 降到 92%，此时你考虑发生了什么情况？你会如何处理？

3. 该患者的动脉血气分析结果如下：pH 7.29，$PaCO_2$ 50 mmHg，PaO_2 60 mmHg，Na^+ 142 mmol/L，Glu 10.0 mmol/L，K^+ 3.2 mmol/L，BE －7.2 mmol/L，HCO_3^- 16.0 mmol/L，Hb 80 g/L，Hct 16%，Lac 5.2（吸入氧浓度100%）。如何解读和处理？简述氧合指数计算

方法并计算出结果。

4. 假设手术顺利,麻醉过程平稳,术后患者控制呼吸送入麻醉复苏室,在复苏室 60 分钟意识仍未恢复,这种情况称为什么?出现这种情况的可能原因有哪些?

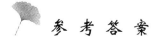
参 考 答 案

病例口试评分表(30 分)

口试评分标准以标准答案为准,若考生答题未涉及关键词,则该条得分为 0 分。

评 分 内 容	满分	扣分
1. 经皮肾镜钬激光碎石术可以使用哪些麻醉方法?简要说明这些麻醉方法的优缺点	5 分	—
(1) 椎管内麻醉: ① 硬膜外麻醉:单点硬膜外麻醉平面不足,镇痛不全;两点硬膜外麻醉($T_{11\sim12}$ + $L_{3\sim4}$),平面足够 ② 腰硬联合麻醉:麻醉平面足够 优点:病人清醒可及时反应 缺点:单次腰麻麻醉平面不足,不可单独使用。在改变体位时易造成体位性低血压和麻醉平面异常增高;舒适度差,手术时间长清醒病人不适感明显,不能耐受体位	3 分	
(2) 超声引导下椎旁神经阻滞:选择 $T_{10\sim11}$ 椎旁 优点:超声引导精准定位,降低并发症发生率;减少阿片类药物用量 缺点:易损伤血管、胸膜、导致气胸;损伤肋间神经出现节段性胸痛和慢性疼痛;但阻滞不全,无法提供尿道置管镇痛	1 分	
(3) 全身麻醉:确保呼吸道通畅充分氧供,能快速有效控制术中体位变动引起的循环变化、调整因冲洗液引起的内环境紊乱、低体温等并发症;患者舒适、安全	1 分	
2. 患者入室,全身麻醉诱导顺利,9:00 截石位放置输尿管导管和尿管,9:10 改俯卧位,血压 105/70 mmHg,心率 64 次/分,气道压 19 cmH$_2$O,SpO$_2$ 100%,9:24 开始 B 超下肾穿刺,9:30 经皮肾镜钬激光碎石,0.9%NaCl 灌注液冲洗,10:20 血压 139/102 mmHg,心率 56 次/分,SpO$_2$ 97%,气道压上升至 29~30 cmH$_2$O,且仍在上升,10:22 气道压升至 35~39cmH$_2$O,血压 99/65 mmHg,心率 89 次/分,SpO$_2$ 降到 92%,此时你考虑发生了什么情况?你会如何处理?	10 分	—
(1) 听诊双肺呼吸音,有无痰鸣音、湿啰音,有痰鸣音及时吸痰	1 分	
(2) 麻醉深度、肌松药代谢情况,如自主呼吸恢复人机对抗,加深麻醉、追加肌松药	1 分	

续表

评 分 内 容	满分	扣分
(3) 根据听诊情况,如有双肺湿啰音,应立即考虑到灌注液吸收、肺水肿(心衰)可能,立即让外科医生停止操作,停止灌注,计算出入量差值,速尿(呋塞米) 20 mg 静推,并监测尿量,设置 PEEP 值 5~15 cmH$_2$O,血气分析,并根据结果调整内环境,必要时结束手术,观察头面部(包括眼睑)、躯干皮肤有无水肿	3分	
(4) 尿源性脓毒症引起的肺损伤:及时血气分析以了解呼吸功能,必要时可行肾功能、血小板及胆红素检查以明确其他系统有无受累及严重程度。及时液体复苏支持治疗,尽早使用广谱抗生素、控制或消除易感因素后分期手术、尽量缩短手术时间、必要时停止手术、必要时术后立即转 ICU 继续治疗	3分	
(5) 胸膜损伤、灌注液渗漏,均可导致气道压力升高,SpO$_2$ 开始可能正常,随后下降,可用 B 超诊断,并穿刺引流	2分	
3. 该患者的动脉血气分析结果如下:pH 7.29,PaCO$_2$ 50 mmHg,PaO$_2$ 60 mmHg,Na$^+$ 142 mmol/L,Glu 10.0 mmol/L,K$^+$ 3.2 mmol/L,BE −7.2 mmol/L,HCO$_3^-$ 16.0 mmol/L,Hb 80 g/L,Hct 16%,Lac 5.2(吸入氧浓度 100%)。如何解读和处理?简述氧合指数计算方法并计算出结果	7分	—
(1) 解读:血气分析显示患者为呼吸性酸中毒和代谢性酸中毒、低钾、贫血、血糖增高、低氧血症/动脉血氧分压下降	3分	
处理: ① 应立即给予补钾,碳酸氢钠纠正酸中毒 ② 速尿(呋塞米)静推 ③ 调整呼吸参数,设置 PEEP,维持 PaCO$_2$ 在正常范围	3分	
(2) 氧合指数 = 动脉氧分压 PaO$_2$/吸入氧浓度 FiO$_2$×100%,该患者氧合指数 60	1分	
4. 假设手术顺利,麻醉过程平稳,术后患者控制呼吸送入麻醉复苏室,在复苏室 60 分钟意识仍未恢复,这种情况称为什么?出现这种情况的可能原因有哪些?	8分	—
(1) 全麻后苏醒延迟	2分	
(2) 原因: ① 低体温 ② 麻醉药物绝对或相对过量 ③ 低氧血症、高碳酸血症、电解质紊乱、低血糖、高血糖高渗昏迷、贫血 ④ 脑水肿等中枢神经系统严重的器质性病变 ⑤ 精神疾病(如转换障碍、闭锁综合征、癔症等)	6分	
总分	30分	

题目解析及出题思路

该题主要考查经皮肾镜钬激光碎石术的麻醉管理要点。可能的考点还包括(不限于)：

1. 截石位结束后，转回俯卧位时，患者血压骤然降至 70/40 mmHg，请问是什么原因？你会怎么处理？
2. 转俯卧位后，患者脉搏血氧饱和度下降至 88%，请问你考虑是什么原因？怎样处理？
3. 经过处理以后脉搏血氧饱和度升高至 100%，手术继续进行，30 分钟后脉搏血氧饱和度逐渐下降至 88%，血压下降至 80/50 mmHg，请问你考虑是什么原因？怎样处理？

真 题 19

一、基本信息

现病史：患者，女性，52 岁，因左耳突发性听力下降伴耳鸣、眩晕、呕吐 3 月，加重 1 周入院，诊断为左侧慢性中耳炎，拟行左侧乳突根治术。

既往史：3 月前因突发晕厥，检查发现腔隙性脑梗死，在诊所输液三天恢复，目前未口服药物治疗。

查体：164 cm，65 kg，血压 131/83 mmHg。

检查结果：

心电图：窦性心律，肢导联 QRS 波低电压。

胸部 CT：未见明显异常。

检验结果：

血常规：WBC 8.1×10^9/L，Hb 112 g/L，Hct 35%，PLT 130×10^9/L。

血生化：Na^+ 136 mmol/L，K^+ 4.12 mmol/L，Glu 5.8 mmol/L，BUN 4.8 mmol/L，Cr 54 μmol/L，AST 24 IU/L，ALT 34 IU/L。

凝血象：PT 12.00 秒，APTT 25.1 秒，TT 17.2 秒，Fib 2.30 g/L。

二、要求的操作

略。

三、请回答以下问题

1. 在对该患者进行术前评估时，还需要了解哪些病史和需要完善哪些检查？

2. 在麻醉管理中需要注意什么?

3. 手术进行中,患者血压 148/87 mmHg,心率 61 次/分,术野出血较多,手术医生希望提供"无血"清晰的手术视野,请问此时需要使用何种技术?说出其定义及方法。

4. 该患者使用了"面神经监测"技术,使用该技术时全身麻醉需要注意什么?麻醉如何用药?

5. 术后患者出现恶心呕吐,请问恶心呕吐的高危因素有哪些?如何预防和治疗?

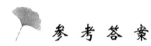

参考答案

病例口试评分表(30 分)

口试评分标准以标准答案为准,若考生答题未涉及关键词,则该条得分为 0 分。

评 分 内 容	满分	扣分
1. 在对该患者进行术前评估时,还需要了解哪些病史和需要完善哪些检查?	6 分	—
晕厥须排除短暂脑缺血发作,重点询问近期(1月内)有无感觉障碍、麻木、构音不全、吞咽困难、注意力不集中、记忆力下降、反应迟钝等提示新发脑梗死症状	2 分	
常在高血压、糖尿病、血管炎、动脉粥样硬化等疾病的基础上诱发,需详细询问相关的病史	2 分	
必要时完善头颅 MRI 和 CT,并完善颈动脉彩超、双下肢动静脉彩超、UCG、D-二聚体,完善神经内科会诊,并启动脑卒中二级预防	2 分	
2. 在麻醉管理中需要注意什么?	6 分	—
(1) 体位: ① 头部须抬高 10°~15°以增加静脉回流,减少出血 ② 诱导后安放手术体位时需将头部转向健侧,应注意避免头部过度扭转,尤其是老年患者和颈椎病患者 ③ 头位摆放完毕后,应确认气管导管位置良好、潮气量、气道压力正常	2 分	
(2) 使用加强型气管导管有助于防止气管导管扭曲造成的气道不畅	0.5 分	
(3) 无创血压袖带应置于外科医生的对侧,避免干扰外科医生的操作	0.5 分	
(4) 中耳手术避免使用 N_2O	0.5 分	
(5) 必要时使用控制性降压以减少出血,保证术野清晰	0.5 分	
(6) 若外科医生使用稀释的肾上腺素,应注意其对血流动力学的影响	0.5 分	
(7) 保证麻醉深度,避免体动	0.5 分	
(8) 预防术后恶心呕吐	0.5 分	
(9) 良好的术后镇痛	0.5 分	

续表

评 分 内 容	满分	扣分
3. 手术进行中,患者血压148/87 mmHg,心率61次/分,术野出血较多,手术医生希望提供"无血"清晰的手术视野,请问此时需要使用何种技术?说出其定义及方法	7分	—
控制性降压/控制性低血压(DH)	2分	
定义:指全麻手术期间,在保证重要脏器氧供下,采用降压药物与技术等方法,人为地将平均动脉压降低至60 mmHg左右,或将基础平均动脉压降低30%,使术野出血随血压降低,不致有重要器官损害,终止降压后血压可迅速恢复至正常水平,不产生永久性器官损害	2分	
方法: (1) 体位:头高位 (2) 机械通气模式:过度通气可引起血管收缩使血流量降低 (3) 药物: ① 吸入麻醉药:异氟烷、七氟烷、地氟烷 ② 直接作用的血管扩张药:硝普钠、硝酸甘油和嘌呤类衍生物等 ③ α_1肾上腺素受体阻断药:酚妥拉明、乌拉地尔 ④ β肾上腺素受体阻断药:美托洛尔、艾司洛尔 ⑤ α和β肾上腺素受体联合阻断药:拉贝洛尔 ⑥ 钙通道阻滞药:尼卡地平	3分	
⑦ 前列腺素E_1 ⑧ 交感神经节阻断药:三甲噻芬 (至少回答出4种药物类型或代表药物)		
4. 该患者使用了"面神经监测"技术,使用该技术时全身麻醉需要注意什么?麻醉如何用药?	3分	—
(1) 应注意肌松药的使用情况,理论上应避免使用肌松药	1分	
(2) 诱导时使用插管剂量的短效或中效肌松药,不会影响面神经监测,但不应再追加肌松药	1分	
(3) 推荐静吸复合麻醉	1分	
5. 术后患者出现恶心呕吐,请问恶心呕吐的高危因素有哪些?如何预防和治疗?	8分	—
(1) 高危因素:女性、不吸烟、年轻<50岁、斜视/扁桃体/耳科/妇科/减重/腹腔镜/胆囊手术、既往恶心呕吐/晕动病史、手术时间30分钟及以上、术中使用吸入麻醉药、抗胆碱能药、术中术后阿片类药物镇痛、其他麻醉药物(如硫喷妥钠、依托咪酯、氯胺酮、曲马朵)、禁食时间长、血容量不足	4分 (每项0.5分)	

评 分 内 容	满分	扣分
(2)预防:术前宣教解除患者焦虑状态,适当减少禁食水时间;使用全凭静脉麻醉,优先使用丙泊酚;切皮前给予右美托咪定;减少吸入麻醉药物的使用、避免使用 N_2O;使用 NSAIDs 以减少使用阿片类药物用量;使用短效阿片类药物如瑞芬太尼;预防使用止吐药;充分补液;用舒更葡糖代替新斯的明拮抗肌松剂	4 分 (每项 1 分)	
总分	30 分	

题目解析及出题思路

该题主要考查脑梗死患者的麻醉管理以及神经监测技术的相关知识点。可能的考点还包括(不限于):

1. 手术刚开始,血压骤升至 183/102 mmHg,请问你考虑是什么原因?怎样处理?
2. 术后 90 分钟,患者意识淡漠,无自主呼吸,请问你考虑可能的原因有哪些?怎样处理?

真 题 20

一、基本信息

现病史: 患者,女性,78 岁,因"摔倒致左侧髋部疼痛伴活动受限 1 天"入院,诊断为左股骨颈骨折,拟在椎管内阻滞下行左侧全髋关节置换术。

既往史: 高血压病 10 余年,口服尼群地平,控制尚可;2 型糖尿病 10 余年,口服格列美脲、阿卡波糖,血糖控制不佳。

查体: 63 kg,157 cm,血压 130/70 mmHg,心率 102 次/分,呼吸频率 16 次/分。

检查结果:

心电图:窦性心律,心率 86 次/分。

胸部 CT:双肺少许慢性炎症。

心脏彩超:左室射血分数(LVEF)66%,左室偏大,三尖瓣少量反流,左室舒张功能减低,三尖瓣轻度反流,SPAP 55 mmHg,中度肺动脉高压。

下肢彩超:小腿肌间静脉血栓形成。

检验结果:

血常规:Hb 102 g/L,RBC 2.1×10^{12}/L,PLT 188×10^9/L,WBC 5.2×10^9/L。

血生化:未见明显异常。

凝血象:D-二聚体 8.3 μg/L,余未见明显异常。

二、要求的操作

略。

三、请回答以下问题

1. 患者拟行硬膜外穿刺,选择 $L_{2\sim3}$ 间隙,头端置管,手术开始,截骨时患者痛苦貌,请问影响硬膜外阻滞平面的因素有哪些?

2. 假设:患者入室,血压 101/60 mmHg,心率 122 次/分,呼吸频率 20 次/分,吸空气 SpO_2 90%,请结合患者的病史及术前检查,说说目前你对患者病情的预判及依据。

3. 患者实施了腰麻,过程平稳。假设:侧卧位抬高患肢消毒时,患者诉胸闷、血压 80/40 mmHg,心率 130 次/分,SpO_2 80%,后下降到 70%,请问该患者最可能发生了什么?如何进行下一步检查佐证你的判断?你应该如何处理?

4. 手术顺利进行,约 90 分钟结束,术中输注羟乙基淀粉氯化钠注射液 500 mL,5% 葡萄糖氯化钠注射液 1000 mL,尿量达 1500 mL,患者突然出现呼吸深、快,诉口渴、头晕等不适,血压 85/45 mmHg,心率 120 次/分,逐渐发展为意识不清,呼吸深大,此刻考虑患者出现了什么问题?需要做什么明确你的判断?该如何处理?

5. 从术前、术中、术后的围术期麻醉管理的角度出发,哪些因素可导致术后谵妄?

 参 考 答 案

病例口试评分表(30分)

口试评分标准以标准答案为准,若考生答题未涉及关键词,则该条得分为 0 分。

评 分 内 容	满分	扣分
1. 患者拟行硬膜外穿刺,选择 $L_{2\sim3}$ 间隙,头端置管,手术开始,截骨时患者痛苦貌,请问影响硬膜外阻滞平面的因素有哪些?	6分	—
(1) 局麻药的容积	1分	
(2) 导管置入方向	1分	
(3) 年龄	1分	
(4) 患者身高	1分	
(5) 患者体位	1分	
(6) 注药速度	1分	
2. 假设:患者入室,血压 101/60 mmHg,心率 122 次/分,呼吸频率 20 次/分,吸空气 SpO_2 90%,请结合患者的病史及术前检查,说说目前你对患者病情的预判及依据	6分	—

续表

评 分 内 容	满分	扣分
(1) 该患者是发生肺栓塞的高危患者,且很有可能发生了肺栓塞	2分	
(1) 参考依据: ① 心率＞110 次/分(Wells 评分) ② 吸空气时 SpO_2＜90% ③ 下肢骨折(Wells 评分) ④ 肺动脉高压 ⑤ 肌间静脉血栓形成 ⑥ D-二聚体增高	4分 (答出其中 4 项即可得满分)	
3. 患者实施了腰麻,过程平稳。假设:侧卧位抬高患肢消毒时,患者诉胸闷、血压 80/40mmHg,心率 130 次/分,SpO_2 80%,后下降到 70%,请问该患者最可能发生了什么？如何进行下一步检查佐证你的判断？你应该如何处理？	7分	—
(1) 发生了急性肺栓塞,可以进行床旁心超检查,血气分析,床旁心电图等佐证	2分	
(2) 处理:		
① 寻求帮助,立即面罩吸氧,恢复平卧位,必要时气管插管	1分	
② 动静脉穿刺	1分	
③ 血管活性药物,循环支持	1分	
④ 尽量维持循环和氧合,如困难,和外科医生沟通后给予肝素,或尿激酶溶栓治疗	1分	
⑤ 如患者生命体征允许,可转运至介入手术室行肺动脉注射溶栓药物	1分	
4. 手术顺利进行,约 90 分钟结束,术中输注羟乙基淀粉氯化钠注射液500 mL,5%葡萄糖氯化钠注射液 1000 mL,尿量达 1500 mL,患者突然出现呼吸深、快,诉口渴、头晕等不适,血压 85/45 mmHg,心率 120 次/分,逐渐发展为意识不清,呼吸深大,此刻考虑患者出现了什么问题？需要做什么明确你的判断？该如何处理？	5分	
考虑患者出现了糖尿病酮症酸中毒(1分) 需要完善血、尿酮体检测(1分),血糖及静脉 pH 或者血气分析(1分)明确诊断	2分	
处理:尽快补液以恢复血容量、纠正脱水状态(1分);胰岛素治疗(1分);纠正电解质及酸碱平衡失调(1分);去除诱因,防治并发症(1分)	3分	
5. 从术前、术中、术后的围术期麻醉管理的角度出发,哪些因素可导致术后谵妄？	6分	—
术前因素:年龄,术前明显的认知障碍、失眠、制动、视觉和听觉损害、脱水、酗酒、电解质紊乱、抗胆碱能药物、复合用药、苯二氮䓬类药物及手术种类(至少答出 2 项)	2分	

续表

评 分 内 容	满分	扣分
术中因素:失血、需要输血、严重的电解质及葡萄糖异常、低氧和低血压(至少答出2项)	2分	
术后因素:术后疼痛及应用苯二氮䓬类药物、感染	2分	
总分	30分	

 题目解析及出题思路

该患者为下肢骨折的患者,行全髋置换术。本病例考查了骨科常见的急症:肺栓塞的识别和处理。大面积肺栓塞情况危急,抢救成功率不高,所以重在预防和识别高危患者,该患者存在肺栓塞的多项高危因素,临床工作中一旦遇到此类患者,应高度警惕,慎用椎管内麻醉,因一旦出现肺栓塞,患者无氧合储备,代偿能力差,还需要麻醉医生同时处理呼吸和循环问题。另外与家属的充分沟通非常重要,在本套题第三站中有相关内容。

操作评分标准

操作评分表1

模拟病人的监测评估和三方核对(10分)

评 分 内 容	满分	扣分数
1. 三方核查	4分	—
(1) 姓名、性别、年龄、身高、体重	1分	
(2) 手术方式、手术部位与标识、过敏史、静脉通道	1分	
(3) 手术知情同意、麻醉知情同意	2分	
2. 患者进入手术室后的麻醉前评估	6分	—
(1) 内容完善	1分	
(2) 过程熟练	1分	
(3) 动作正确规范	2分	
(4) 与模拟病人有一定互动交流同时体现人文关怀	2分	
总分	10分	

操作评分表 2
椎管内麻醉-蛛网膜下腔阻滞评分表(30 分)

项 目	内 容	满分	扣分
操作准备	三方核查	1 分	
	穿刺物品准备:穿刺包、手套、活力碘、局麻药、盐水等	1 分	
体位准备	开放静脉通道,建立心电监护,根据病例具体要求准备穿刺体位	3 分	
定位	穿刺点的选择	2 分	
消毒铺巾	检查穿刺包完整性及有效期	1 分	
	手消毒,戴无菌手套	1 分	
	检查穿刺器械是否完好可用,导管及穿刺针是否通畅	1 分	
	消毒铺巾:以穿刺点为中心至少直径 15 cm,消毒 3 遍,勿留空隙	1 分	
麻醉	核对药品,吸药是否用过滤器和更换针头,逐层浸润麻醉	2 分	
穿刺	左手固定皮肤,右手持针垂直缓慢进入	2 分	
	缓慢进针,仔细观察是否出现落空感或负压	2 分	
	有落空感后,继续进针至脑脊液流出	2 分	
	缓慢注入局麻药物	2 分	
	患者平卧,测量生命体征	2 分	
	根据局麻药物比重调节麻醉平面	2 分	
	穿刺过程中观察:电击样感觉,停止进针,以免加重损伤	2 分	
无菌观念	操作过程中无菌原则	2 分	
人文关怀	动作规范、轻柔,将模型当作真实患者	1 分	
总分		**30 分**	

操作评分表 3
桡动脉穿刺评分表(30 分)

项 目	内 容	满分	扣分
操作准备	三方核查,建立监护	1 分	
	检查穿刺套件、消毒液、局麻药、肝素水、测压管道	1 分	
	准备测压管道,校零,肝素化穿刺套件	2 分	
	监测生命体征,桡动脉尺动脉需行 Allen's 试验	2 分	

续表

项　目	内　　容	满分	扣分
消毒铺巾	暴露并固定穿刺部位,直径>5~8 cm,消毒3遍	1分	
	戴无菌手套	2分	
穿刺	一手食指、中指定位,一手30°~45°持针穿刺	3分	
	确定为动脉后,针角度放平后置管,边退内针边进套管,需改变进针方向时,针退至皮下重新进针	3分	
	按压套管头端部位,拔出内针,防止血液喷出	2分	
	接测压套件或针管套件	1分	
	固定留置导管	2分	
	注入肝素水时防止气泡进入动脉	2分	
	标明为动脉管道,防止误用	2分	
拔管	拔管按压10分钟,防止局部血肿	2分	
	清理用物	1分	
人文关怀	动作规范、轻柔,将模型当作真实患者	1分	
无菌原则	操作过程中无菌原则,无物品污染	2分	
总分		**30分**	

操作评分表4
硬脊膜外阻滞评分表(30分)

项　目	内　　容	满分	扣分
操作准备	三方核查	1分	
	穿刺物品准备:穿刺包、手套、活力碘、局麻药、盐水等	1分	
体位准备	开放静脉通道,建立心电监护,侧卧位,背部与床沿垂直,头向胸弯曲,双手抱膝贴腹	3分	
定位	穿刺点的选择	1分	
消毒铺巾	检查穿刺包完整性及有效期	1分	
	手消毒,戴无菌手套	1分	
	检查穿刺器械是否完好可用,导管及穿刺针是否通畅	1分	
	消毒铺巾:以穿刺点为中心至少15 cm半径范围的皮肤,消毒3遍,勿留空隙	1分	
麻醉药品	核对药品,吸药是否用过滤器和更换针头,逐层浸润麻醉	2分	

续表

项 目	内 容	满分	扣分
穿刺置管	左手固定皮肤,右手持针垂直缓慢进入	2分	
	退出针芯,用带水注射器试验负压	2分	
	有落空感后,将导管置入硬膜外腔3～4 cm	3分	
	谨慎退出硬膜外针,固定导管	2分	
	回抽无脑脊液和血,给予试验剂量3～5 mL	3分	
	患者平卧,测量生命体征,给予首剂量,调节麻醉平面	2分	
	穿刺过程中观察:电击样感觉,停止进针,以免加重损伤(口述)	1分	
无菌观念	操作过程中无菌原则	2分	
人文关怀	动作规范、轻柔,将模型当作真实患者	1分	
总分		**30分**	

第三章 第二站真题详解

真 题 1

一、基本信息

现病史：患者,男性,40岁,诊断为双侧髋骨关节炎,拟行右侧全髋关节置换术。

既往史：强直性脊柱炎,服用非甾体类抗炎药、糖皮质激素等。睡眠后打鼾,否认其他疾病。否认手术史。

查体：身高170 cm,体重64 kg,血压146/90 mmHg,心率85次/分,呼吸频率16次/分。心肺听诊未见明显异常。

检查结果：

心电图:窦性心律,心率93次/分。

髋部CT:双侧髋骨关节炎。

检验结果：

血常规:WBC 5.1×10^9/L,RBC 4.6×10^{12}/L,Hb 142 g/L,Hct 44%,PLT 220×10^9/L。

血生化:Na^+ 145 mmol/L,K^+ 4.5 mmol/L,Glu 5.8 mmol/L,BUN 4.8 mmol/L,Cr 54 μmol/L,AST 24 U/L,ALT 34 U/L。

凝血象:正常。

二、要求的操作

略。

三、请回答以下问题

1. 请简述强直性脊柱炎患者气道评估要点和气道建立方法。
2. 该患者长期服用激素,术前需要做哪些处理?为什么?
3. 简述清醒纤支镜气管插管的要点或注意事项。

4. 如麻醉医生术前未充分预计到患者的困难气道问题，采取了快诱导气管插管（肌松罗库溴铵 50 mg），窥喉时（可视喉镜）发现声门暴露困难，试插一次失败，上级医生二次试插亦失败，口腔吸引有血，此时应该如何做？

5. 该患者多次插管后成功，术后在 PACU 拔除气管导管的注意事项。

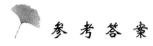

参考答案

病例口试评分表（30 分）

口试评分标准以参考答案为准，若考生答题未涉及关键词，则该条得分为 0 分。

评 分 内 容	满分	扣分
1. 请简单描述强直性脊柱炎患者气道评估要点和气道建立方法	7 分	—
观察头颈部活动度、张口度、甲颏距离、颞下颌关节活动度，进行综合评估评价	4 分	
主要观察颈部活动度，颈部后仰情况，判断强直性脊柱炎的病情程度；如颈部后伸困难，活动度差，则喉镜下窥喉困难度大，建议清醒下建立气道，可经鼻/经口纤支镜引导下气管插管	2 分	
如强直性脊柱炎限于腰、胸段，颈部活动度尚可，张口度也尚可，短小手术可使用喉罩全麻；也可尝试快诱导进行气管插管	1 分	
2. 该患者长期服用激素，术前需要做哪些处理？为什么？	4 分	—
如患者长期服用激素，可导致内源性糖皮质激素分泌不足，在应激情况下如手术，术前须补充外源性激素	1 分	
补充激素的量一般根据手术大小决定，髋关节手术为中等大小手术，一般给予短效氢化考的松 100～150 mg	3 分	
3. 简述清醒纤支镜气管插管的要点或注意事项	7 分	—
（1）术前充分告知患者，使其了解清醒插管的必要性，取得理解和配合	2 分	
（2）充分的表面麻醉是关键，可环甲膜穿刺表面麻醉或喉上神经阻滞，口咽、喉部喷雾表面麻醉	2 分	
（3）减少气道出血和分泌物，经鼻插管须应用鼻黏膜血管收缩剂，充分的气道干燥剂	2 分	
（4）可使用小剂量镇静镇痛麻醉药，保持患者的意识和自主呼吸	1 分	
4. 如麻醉医生术前未充分预计到患者的困难气道问题，采取了快诱导气管插管（肌松罗库溴铵 50 mg），窥喉时（可视喉镜）发现声门暴露困难，试插一次失败，上级医生二次试插亦失败，口腔吸引有血，此时应该如何做？	8 分	—
首先应寻求帮助	1 分	

续表

评 分 内 容	满分	扣分
明确<u>是否存在面罩通气困难</u>	1分	
如无面罩通气困难,可继续<u>面罩通气或喉罩通气</u>;选择<u>插管型喉罩或纤支镜</u>;或<u>可视喉镜联合纤支镜</u>,尝试插管	3分	
如面罩通气困难,可选择喉罩通气,如仍失败,则行<u>环甲膜穿刺或气管切开</u>。亦可尝试让患者恢复自主呼吸,可用<u>舒更葡糖钠</u>拮抗	3分	
5. 该患者多次插管后成功,术后在 PACU 拔除气管导管的注意事项	**4分**	—
(1) <u>意识完全清醒</u>,方可考虑拔管	0.5分	
(2) 判断<u>麻醉药物代谢完全,尤其是肌松药</u>	1分	
(3) 血流动力学稳定,内环境稳定、镇痛充足	0.5分	
(4) 预防性应用激素,并确认无气道水肿(考官可进一步询问如何确认)	1分	
(5) 备好<u>再插管设备</u>(气管插管,气管切开)及足够的技术支持和上级医生的指导	0.5分	
(6) 需满足上述所有气管导管拔出的条件,否则建议<u>推迟拔管</u>	0.5分	
总计	**30分**	

题目解析及出题思路

本题题干为强直性脊柱炎患者,此类患者是关节外科的常见病种,也可见于其他任何外科手术人群包括心脏外科。该类题目主要考查疾病本身的特点和与之相关的围术期麻醉管理要点。本题重点考查困难气道的处理,在困难气道处理方面,难点和重点是识别高危患者,髋及膝骨关节炎拟行关节置换术的患者是困难气道高发的人群,临床须始终保持高度的警惕性,强直性脊柱炎和类风湿关节炎都属自身免疫性疾病,临床须关注:① 是否长期服用激素类药物及有无停药;② 有无困难气道存在,相较于强直性脊柱炎患者,类风湿关节炎患者如存在困难气道则更加困难和隐匿,容易成为非预料困难气道的案例;③ 是否合并有其他脏器的功能损害,危害最大的是心肌和瓣膜疾患、间质性肺炎等,患者由于关节疾患平素活动量不大,临床症状通常较为隐匿,应高度警惕。除上述题目外,其他常见的考查点还包括但不限于:

1. 患者可能合并哪些<u>骨骼外疾病</u>(表现)?
2. 患者既往长期服用的药物可能产生哪些副作用? 在麻醉过程中可能有什么表现? 如何处理?
3. 该患者还可以完善哪些<u>检查</u>,帮助麻醉医生更好地进行术前评估?

题干中还涉及患者拟接受髋关节手术,详见第二站真题4解析。

真题 2

一、基本信息

现病史：患者，男性，73 岁，患者 3 个月前行冠脉支架置入术，术后口服抗凝药物，近 1 个月反复大便带血，行肠镜检查发现直肠占位，活检病理提示中分化腺癌。门诊拟"直肠癌"收治入院，拟行腹腔镜下直肠癌根治术。

既往史：高血压病史 10 余年，糖尿病 5 年，口服药物，控制可。3 个月前诊断为急性冠脉综合征，前壁心肌梗死，急诊于左前降支对角支和回旋支开口处各放置一枚裸金属支架，余血管未见明显狭窄。术后规律口服双联抗血小板药物。目前患者活动耐量尚可，每日可散步，可爬二楼。否认药物过敏史；否认结核、肝炎等传染病史；否认吸烟饮酒史。手术史：3 个月前冠脉支架置入术。

查体：75 kg，162 cm，血压 130/76 mmHg，心率 62 次/分，呼吸频率 12 次/分，吸空气时 SpO_2 98%。

检查结果：

心电图：窦性心律，心率 68 次/分；前壁异常 Q 波，T 波低平。

肺部 CT：双肺慢性炎症，右侧胸腔少量积液。

心脏彩超：左房稍大（40 mm），左室稍大（58 mm），LVEF 58%，二尖瓣、主动脉瓣少许反流。

检验结果：

血常规：Hb 115 g/L，Hct 35.1%，RBC $3.4×10^{12}$/L，PLT $108×10^9$/L，WBC $5.2×10^9$/L。

血生化：肝肾功能及电解质未见明显异常。

凝血象：正常。

二、要求的操作

略。

三、请回答以下问题

1. 请结合该患者的病史、术前心脏风险因素及检查报告，综合评估患者的病情，与手术危险程度，是否能耐受手术？并给出你的麻醉方案。

2. 若该患者长期服用倍他乐克、氯吡格雷、阿司匹林、阿托伐他汀、沙库巴曲缬沙坦、二甲双胍，请问这些药物术前是继续服用还是停用？

3. 术前抗血小板药物的停用需要权衡手术出血和冠脉血栓的风险。请举例哪些手术为高风险出血手术(至少2个)。

4. 对于围术期β受体阻滞剂的使用,你有哪些建议及证据?

5. 请简述在该类手术患者(结直肠手术)中,为加速患者康复,ERAS策略中推荐的相关医疗措施。

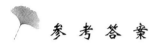

参 考 答 案

病例口试评分表(30分)

口试评分标准以参考答案为准,若考生答题未涉及关键词,则该条得分为0分。

评 分 内 容	满分	扣分
1. 请结合该患者的病史、术前心脏风险因素及检查报告,综合评估患者的病情,与手术危险程度,是否能耐受手术?并给出你的麻醉方案	8分	—
(1)患者有高血压、糖尿病病史,3月前发生心肌梗死,<u>心功能目前2级,ASA 3级</u>,手术级别为<u>中危手术</u>,代谢当量<u>≥4MET,可耐受手术</u>	2分	
(2)麻醉方案: ① <u>选择气管插管全身麻醉</u> ② 密切监测心电图,至少监测Ⅱ和V5导联,注意ST段变化 ③ 诱导前局麻下行<u>有创桡动脉穿刺测压</u>,可酌情行深静脉穿刺测压 ④ 控制心率,减少心肌耗氧 ⑤ <u>避免低血压</u>,保证足够的心脏灌注压,亦要避免高血压,防止不稳定斑块破裂 ⑥ 必要时输注红细胞,纠正贫血 ⑦ 围术期保证<u>容量适宜</u>,避免容量不足和负荷过重 ⑧ 避免过度通气 ⑨ 避免低体温 ⑩ 术后加强镇痛等	6分	
2. 若该患者长期服用倍他乐克、氯吡格雷、阿司匹林、阿托伐他汀、沙库巴曲缬沙坦、二甲双胍,请问这些药物术前是继续服用还是停用?	6分	—
<u>阿托伐他汀、倍他乐克可继续服用</u>,沙库巴曲缬沙坦日晨停用	3分	
氯吡格雷停药5~7天	1分	
阿司匹林可以继续服用或与外科医生讨论是否续用	1分	
二甲双胍在围术期可改用胰岛素	1分	
3. 术前抗血小板药物的停用需要权衡手术出血和冠脉血栓的风险。请举例哪些手术为高风险出血手术(至少2个)	2分	—

评 分 内 容	满分	扣分
脑外科手术、中耳手术、脊柱手术等	每个1分	
4. 对于围术期β受体阻滞剂的使用,你有哪些建议及证据?	5分	—
(1) 根据美国心脏病协会和麻醉医师协会的指南,已经在服用β受体阻滞剂的患者围术期应继续服用β受体阻滞剂	2分	
(2) 但如果患者术前没有使用β受体阻滞剂,不建议在术前1天或手术当天开始应用β受体阻滞剂,因为有研究显示,会造成心动过缓和低血压,且增加术后脑卒中的危险	3分	
5. 请简述在该类手术患者(结直肠手术)中,为加速患者康复,ERAS策略中推荐的相关医疗措施	9分	—
(1) 术前2小时前可口服适当量的无渣清饮	1分	
(2) 不常规做术前灌肠,尽量维持水电解质平衡	1分	
(3) 体温保护	1分	
(4) 选择全身麻醉,或合并区域阻滞麻醉的方法,使用短效镇静镇痛药,应用脑电双频指数监测	1分	
(5) 使用中时长肌松药,应用肌松监测仪有利于肌松管理	1分	
(6) 肺保护通气策略	1分	
(7) 避免过度输液,减少肠道水肿,避免胃肠功能恢复延迟	1分	
(8) 术后采用多模式镇痛,如区域化阻滞+静脉低剂量阿片类药物	1分	
(9) 使用止吐药,尽量避免PONV,帮助患者尽早进食	1分	
总计	**30分**	

题目解析及出题思路

本题题干为冠心病人非心脏手术,主要考查这类患者的围术期麻醉管理要点。冠心病是目前心脏病患者进行非心脏手术中最常见的病例。除上述题目外,其他常见的考查点还包括但不限于:

1. 对未明确诊断/可疑的冠心病患者,如患者有明确的心绞痛,活动后心慌胸闷,根据其高危因素、症状、体征、判读特殊检查结果等方式,应能够初步诊断该疾病,并建议手术科室医生完善相关检查及专科会诊。

2. 根据病史,判断患者行择期非心脏手术的是否恰当,并说明依据。

3. 术前访视时应对患者服用的药物进行甄别、调整。

4. 术前评估应围绕冠心病的严重程度、患者体能储备、手术的危险性三方面展开。

5. 掌握冠心病患者的麻醉处理基本原则,并能够根据原则制订麻醉方案。

6. 掌握其他新型抗凝药物如替格瑞洛、达比加群、利伐沙班片或其他类型Ⅹ因子拮抗剂的术前停药时间。

该题中还同时考查了腹部手术麻醉和快速康复外科的相关知识,一般较为简单,考生切忌因考试紧张或纠结难题,而错失这类题目的分数。

真 题 3

一、基本信息

现病史:患者,女性,32 岁,孕 37^{+5} 周,G_2P_1。孕 32 周左右出现头晕不适症状,外院就诊发现血压高,140～150/90～95 mmHg 左右,尿蛋白 2++。诊断为妊娠期高血压疾病,患者未予重视,未服药物治疗。今日突然出现阴道流血伴腹痛,急诊来我院就诊,检查血压 170/110 mmHg。诊断:重度子痫前期,胎盘早剥。拟急诊行子宫下段剖宫产术。

既往史:发现二尖瓣轻度反流病史 5～6 年,无手术麻醉史;无明确药物食物过敏史;无过敏性鼻炎、哮喘病史;无结核、肝炎等传染病史;无家族性遗传病史。

个人史:无吸烟饮酒史,无毒物接触史。

检查结果:

心电图:窦性心律,心率 103 次/分。

超声心动图:左房增大(40 mm),左室舒张功能下降,二尖瓣轻度反流。

检验结果:

血常规:WBC $5.1×10^9$/L,Hb 92 g/L,Hct 30%,PLT $60×10^9$/L。

血生化:Na^+ 135 mmol/L,K^+ 4.5 mmol/L,Glu 6.8 mmol/L,BUN 4.8 mmol/L,Cr 54 μmol/L,AST 24 U/L,ALT 34 U/L,白蛋白 26 g/L,球蛋白 17.1 g/L。

凝血象:正常。

二、要求的操作

略。

三、请回答以下问题

1. 患者在妊娠期高血压病程中如出现哪些情况,提示患者为重度子痫前期?简述该患者诊断为重度子痫前期的依据。

2. 请简述重度子痫前期的治疗原则。

3. 请简述该类患者各种麻醉方案选择的基本原则和注意事项。

4. 该患者在硬膜外麻醉下行剖宫产术,胎儿娩出后血压100/65 mmHg,心率100次/分,SpO$_2$ 90%～92%,胎盘娩出后因宫缩乏力,出血约1000 mL,尿量400 mL,术中予以输注平衡盐溶液1000 mL,胶体溶液500 mL,缝皮时患者诉胸闷,氧饱和度降低80%。请问此时你应高度怀疑患者发生了什么?其发生的病理生理学基础是什么?

5. 何为HELLP综合征?HELLP综合征产妇剖宫产时选择何种麻醉方式?围术期需要注意哪些可能的严重并发症?

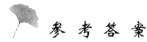

病例口试评分表(30分)

口试评分标准以参考答案为准,若考生答题未涉及关键词,则该条得分为0分。

评 分 内 容	满分	扣分
1. 患者在妊娠期高血压病程中如出现哪些情况,提示患者为重度子痫前期?简述该患者诊断为重度子痫前期的依据是什么?	7分	—
(1) 血压和(或)尿蛋白水平持续升高,或孕妇器官功能受累或出现胎盘-胎儿并发症,是子痫前期病情进展的表现	1分	
子痫前期孕妇出现下述任一表现即可考虑诊断为重度子痫前期: ① 血压持续升高不可控制:收缩压≥160 mmHg 和(或)舒张压≥110 mmHg ② 持续性头痛、视觉障碍或其他中枢神经系统异常表现 ③ 持续性上腹部疼痛及肝包膜下血肿或肝破裂表现 ④ 转氨酶水平异常升高 ⑤ 肾功能受损:尿蛋白定量>2.0 g/24 小时;少尿(24 小时尿量<400 mL,或每小时尿量<17 mL),或血肌酐水平>106 μmol/L ⑥ 低蛋白血症伴腹水、胸水或心包积液 ⑦ 血液系统异常:血小板计数呈持续性下降并低于100×10^9/L;微血管内溶血,表现有贫血、血乳酸脱氢酶(LDH)水平升高或黄疸 ⑧ 心功能衰竭 ⑨ 肺水肿 ⑩ 胎儿生长受限或羊水过少、胎死宫内、胎盘早剥等	4分 (每项可得0.5分)	
(2) 该患者外院诊断"妊娠期高血压疾病",血压进行性升高,蛋白尿2++,低蛋白血症,胎盘早剥	2分	
2. 请简述重度子痫前期的治疗原则	2分	—

续表

评 分 内 容	满分	扣分
(1) 正确评估整体母儿情况 (2) 孕妇休息镇静,积极降压,预防抽搐及抽搐复发 (3) 有指征地利尿,有指征地纠正低蛋白血症 (4) 密切监测母儿情况,以预防和及时治疗严重并发症 (5) 适时终止妊娠 (6) 治疗基础疾病 (7) 做好产后处置和管理	2分 (每项可得0.5分)	
3. 请简述该类患者各种麻醉方案选择的基本原则和注意事项	9分	—
(1) 基本原则:		
① 如患者无严重的合并症,可以采取<u>硬膜外麻醉下的自然分娩</u>	1分	
② 如选择剖宫产,在无禁忌(血小板下降、凝血异常等)时,可以行<u>腰麻或硬膜外麻醉</u>	1分	
③ 如凝血异常,则选择<u>全麻</u>	1分	
(2) 注意事项:		
① 气管插管时要注意<u>反流误吸</u>以及<u>气道水肿</u>的风险,选择气管插管而非喉罩(气管导管口径小一号)	2分	
② 如患者使用<u>硫酸镁,应关注其非去极化肌松药的敏感性增加</u>	2分	
③ 另外还须高度警惕胎儿娩出后的<u>宫缩乏力和产后出血</u>	2分	
4. 该患者在硬膜外麻醉下行剖宫产术,胎儿娩出后血压 100/65 mmHg,心率 100 次/分,SpO_2 90%～92%,胎盘娩出后因宫缩乏力,出血约 1000 mL,尿量 400 mL,术中予以输注平衡盐溶液 1000 mL,胶体溶液 500 mL,缝皮时患者诉胸闷,氧饱和度降低 80%。请问此时你应高度怀疑患者发生了什么?其发生的病理生理学基础是什么?	6分	—
很可能发生了急性肺水肿	2分	
原因:重度子痫前期的患者发生肺水肿的病理生理为肺血管内皮细胞损伤导致的肺血管通透性增加,以及心脏舒张功能受损所致	1分	
结合该患者的病情: <u>低蛋白血症</u> <u>左室舒张功能受损;</u> 短期内补液过量	3分	
5. 何为 HELLP 综合征?HELLP 综合征产妇剖宫产时选择何种麻醉方式?围术期需要注意哪些可能的严重并发症?	6分	—

续表

评 分 内 容	满分	扣分
(1) HELLP综合征以<u>溶血</u>、<u>转氨酶水平升高</u>及<u>低血小板计数</u>为特点,是妊娠期高血压疾病的严重并发症	2分	
(2) 一般选择<u>全身麻醉</u>	1分	
(3) 注意: ① 心肺并发症,如肺水肿、胸腔或心包积液、充血性心力衰竭、心梗或心脏停搏 ② 血液系统并发症,如 DIC ③ 中枢神经系统并发症,如卒中、脑水肿、高血压脑病、视力丧失 ④ 肝脏并发症,如肝包膜下血肿或破裂 ⑤ 肾脏并发症,如急性肾小管坏死或急性肾功能衰竭 ⑥ 胎盘早剥等	3分	
总计	30 分	

题目解析及出题思路

本题考查产科麻醉,涉及的特殊病例为妊娠期高血压疾病,此为产科常见合并疾病,但很多学员学习和临床工作中仍不够重视。考生应能够快速识别危重症患者,并掌握其处理的关键点。重度子痫前期的患者存在很多重要脏器的生理改变,相较于降压和预防惊厥抽搐,肺水肿是相对较为少见且严重的并发症,重视程度往往不够,临床上容易受到预防性容量填充或补液观点的影响,应该认识到该类患者易出现低血容量,但更易发生肺水肿,所以补液应慎之又慎。除上述题目外,其他常见的考查点还包括但不限于:

1. 子痫前期患者的血压控制的目标值、输液。
2. 肺水肿的诊治的要点。

这类病例还可参考第一部分真题10。

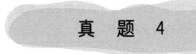

一、基本信息

现病史:患者,女性,73岁,45 kg。因摔伤5天,诊断为左侧股骨颈骨折,拟行全髋关节置换术。

既往史:高血压病史20余年,正规服用降压药物,无其他慢性病史。术前肺功能测定示"中度肺功能损害"。

入院测 D-二聚体 1.2 mg/L，入院后即给予低分子肝素治疗，双下肢深静脉彩超无特殊，Hb 90 g/L。

二、要求的操作

略。

三、请回答以下问题

1. 该患者麻醉方案除了硬膜外麻醉，还可以选择哪些麻醉方案？
2. 患者入手术室后，有创血压 160/75 mmHg，HR 90 次/分，SpO_2 92%，吸氧后可维持在 96%～98%。于 $L_{2\sim3}$ 间隙行硬膜外穿刺、置管顺利，麻醉平面控制满意（1% 利多卡因 + 0.375% 罗哌卡因总量 11 mL，平面在胸 8）。手术开始前给予氟比洛芬酯 50 mg。术中骨髓腔探查时，出血约 300 mL，切皮至上骨水泥前，输乳酸钠林格 400 mL，血压维持在 120～130/60～70 mmHg，HR 80～90 次/分，SpO_2 98% 左右。髓腔灌注骨水泥后患者述胸闷，血压从 120/65 mmHg 陡降至 70/40 mmHg，HR 110 次/分左右，SpO_2 92%。该患者出现上述症状的最可能原因？如何紧急治疗处理？
3. 针对该种现象，有哪些预防措施？
4. 该患者术后 2 天，家属诉患者不知道自己在哪里，也不知道时间和日期。你的诊断和治疗是什么？
5. 请问除了该类患者，还有哪些患者为围术期肺栓塞的高危人群？请列举围术期预防深静脉血栓的常用措施。

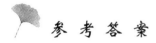

参考答案

病例口试评分表（30 分）

口试评分标准以参考答案为准，若考生答题未涉及关键词，则该条得分为 0 分。

评 分 内 容	满分	扣分
1. 该患者麻醉方案除了硬膜外麻醉，还可以选择哪些麻醉方案？	5 分	—
（1）腰麻（可选择单侧腰麻）或腰硬联合麻醉	1 分	
（2）全麻复合神经阻滞	1 分	
（3）神经阻滞（腰丛加骶丛）	1 分	
（4）气管内全麻（插管/喉罩）	1 分	
（5）前路髂筋膜间隙阻滞复合腰麻	1 分	

续表

评 分 内 容	满分	扣分
2. 患者入手术室后,有创血压 160/75 mmHg,HR 90 次/分,SpO_2 92%,吸氧后可维持在 96%~98%。于 $L_{2\sim3}$ 间隙行硬膜外穿刺、置管顺利,麻醉平面控制满意(1%利多卡因+0.375%罗哌卡因总量 11 mL,平面在胸 8)。手术开始前给予氟比洛芬酯 50 mg。术中骨髓腔探查时,出血约 300 mL,切皮至上骨水泥前,输乳酸钠林格 400 mL,血压维持在 120~130/60~70 mmHg,HR 80~90 次/分,SpO_2 98%左右。髓腔灌注骨水泥后患者述胸闷,血压从 120/65 mmHg 陡降至 70/40 mmHg,HR 110 次/分左右,SpO_2 92%。该患者出现上述症状的最可能原因?如何紧急治疗处理?	6分	—
(1) 最可能原因是骨水泥反应	2分	
(2) 处理:		
① 快速提升血压,可给予去甲肾上腺素,如无效可加用麻黄碱、多巴胺,上述无效可应用肾上腺素,但要从小剂量开始,剂量根据患者对升压药的反应而定	1分	
② 激素,可给予甲强龙或地塞米松	1分	
③ 充分供氧,面罩加压给氧,必要时考虑气管插管控制呼吸	1分	
④ 其他,包括液体治疗,保证容量充足,纠正贫血和电解质紊乱等	1分	
3. 针对该种现象,有哪些预防措施?	7分	—
(1) 置入骨水泥前保证患者容量充足、纯氧通气	2分	
(2) 预防性给予激素	2分	
(3) 手术医生应用骨水泥的技术,包括掌握置入骨水泥的合适时机(面团期)、骨床准备(脉冲冲洗)、注入骨水泥降低髓腔内压(持续负压)等	1分	
(4) 置入骨水泥前应用血管活性药物适当提升体循环血压,使平均动脉压达到 100 mmHg 以上	2分	
4. 该患者术后 2 天,家属诉患者不知道自己在哪里,也不知道时间和日期。你的诊断和治疗是什么?	6分	—
围术期神经认知功能障碍,即 PND	2分	
须排除感染、缺氧、电解质紊乱等因素以及中枢系统器质性病变	1分	
治疗上要吸氧,治疗手术并发症和并存疾病,控制感染,心理治疗等	1分	
可应用氟哌啶醇或低剂量的非典型抗精神病药	1分	
围术期 α_2 受体激动剂,如右美托咪啶或可乐定	1分	
5. 请问除了该类患者,还有哪些患者为围术期肺栓塞的高危人群?请列举围术期预防深静脉血栓的常用措施	6分	

评 分 内 容	满分	扣分
围术期急性肺栓塞是各种栓子包括下肢深静脉血栓、癌栓、脂肪、羊水、空气、手术中使用的双氧水进入静脉循环并堵塞肺动脉系统为发病原因的一组疾病或临床综合征的总称	1分	
(1) 在患者分类上,高龄、创伤、长期制动、心肺疾患、中心静脉插管、肿瘤等 (2) 在学科手术分类上,骨科创伤手术、胸外科开胸手术、手术时间较长的泌尿外科、妇科,有血管直接损伤的血管外科和可能坐位手术的脑外科,以及产科等	2分	
预防深静脉血栓的常用措施包括:避免长期卧床休息、坚持足部活动、应用弹力袜或间歇充气压力泵、必要时预防性应用抗凝剂、缩短手术时间	3分	
总计	30分	

题目解析及出题思路

本题题干中涉及患者拟接受髋关节手术。髋关节手术包括闭合复位多钉内固定术、髓内钉固定术、双动头置换术和全髋关节置换术等。麻醉管理要点首先需要根据手术方式和患者合并症综合考量,选择合适的麻醉方式和术后镇痛方式。此外,应掌握可能发生的特殊危急情况的相关知识点(危险因素、预防措施、诊断和处理流程等),如骨水泥反应、脂肪栓塞综合征、血栓栓塞等。在髋关节置换术中还有一类特殊病例,即髋关节翻修术,较之一般关节置换术最明显的特征为手术时间延长、术中出血量可能增加、合并感染等危险因素增加,可考查围术期输血等相关知识点。

题干中患者还使用了低分子量肝素抗凝,虽未展开考查,但术前抗凝药物的选择、最后一次使用的时间对麻醉(包括术后镇痛)方式的选择亦有影响,也可作为考查点。如:患者在椎管内穿刺时有少许出血,经处理后出血停止,并在椎管内麻醉下手术顺利,如外科医生术后需要行低分子量肝素治疗,请问最好什么时候开始较为安全?

此外,肺栓塞在骨科手术发生率亦较为常见,因此考生应加强对深静脉血栓疾病的认识,需熟知肺栓塞的危险因素,采取预防措施,对于高危患者,一定要提高警惕,及时采取应对措施。相关知识点在第一站真题20中还有相应的考查。

真 题 5

一、基本信息

现病史：患者，男性，65岁。诊断为贲门癌，拟行胸腔镜贲门癌根治术。

既往史：既往高血压病史20余年，服用缬沙坦，血压控制可；双肺肺气肿，平素活动量可；无手术麻醉史；无明确药物食物过敏史；无过敏性鼻炎、哮喘病史；无结核、肝炎等传染病史；无家族性遗传病史。

个人史：吸烟史30年，无毒物接触史。

检查结果：

心电图：窦性心律，心率83次/分。

心超：左室舒张功能下降，轻度肺动脉高压。

检验结果：

血常规：WBC $5.1×10^9$/L，Hb 112 g/L，Hct 44%，PLT $102×10^9$/L。

血生化：Na^+ 135 mmol/L，K^+ 4.5 mmol/L，Glu 5.8 mmol/L，BUN 4.8 mmol/L，Cr 54 μmol/L，AST 24 U/L，ALT 34 U/L。

凝血象：正常。

二、要求的操作

略。

三、请回答以下问题

1. 该患者术前肺功能提示重度肺功能损害，请问我们主要关注肺功能检查的哪些指标？为进一步评估，还需要做哪些进一步检查？

2. 为保证良好的手术野，外科医生提出需要单肺通气，你的方案是什么？还有其他备选方案吗？请简单说出各方法的优缺点。

3. 患者双腔管置入顺利，请问如何做可以在手术开始后做到手术侧肺萎陷良好？手术开始，外科医生提出肺萎陷不良，请问原因有哪些？应该如何处理？

4. 如果单肺通气10分钟（FiO_2 80%）后，血氧饱和度从99%降至90%，经纤支镜检查对位良好，请解释何为HPV及影响HPV因素。

5. 针对该类患者，除了静脉自控镇痛外，你可以选择的术后镇痛方案有哪些？它们的优缺点是什么？请至少说出3种。

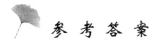

参考答案

病例口试评分表(30分)

口试评分标准以参考答案为准,若考生答题未涉及关键词,则该条得分为0分。

评 分 内 容	满分	扣分
1. 该患者术前肺功能提示重度肺功能损害,请问我们主要关注肺功能检查的哪些指标?为进一步评估,还需要做哪些进一步检查?	3分	—
肺功能中:FEV_1/FVC,$FEV_1\%$,FVC,MVV 占预计值的比例	1分	
另外还需做基础的血气分析(吸空气)和6分钟步行试验	2分	
2. 为保证良好的手术野,外科医生提出需要单肺通气,你的方案是什么?还有其他备选方案吗?(如考生选择双腔管,可以进一步提问选择左侧还是右侧?)请简单说出各方法的优缺点	8分	—
方案可选择置入双腔气管导管或支气管封堵器,实现单肺通气	1分	
(1) 双腔管。优点:双腔管是实现肺隔离的"金标准"	1分	
可以选择左侧双腔气管导管	1分	
缺点:但如患者存在气道的解剖异常和困难气道、气管造口,则双腔管置入可能发生困难	1分	
(2) 支气管封堵器。优点:适合困难气道的患者以及需要临时行双肺通气的情况	1分	
缺点:肺萎陷较慢,吸引困难,且导管尖端可能会由于外科医生的操作而发生移位	2分	
(3) 或者直接把单腔管置入一侧支气管。套囊充气体积较大可能会造成位置不当,堵塞右上肺开口或气管黏膜损伤	1分	
3. 患者双腔管置入顺利,请问如何做可以在手术开始后做到手术侧肺萎陷良好?手术开始,外科医生提出肺萎陷不良,请问原因有哪些?应该如何处理?	7分	—
尽早开始单肺通气;并纯氧(100%)通气以利残气吸收	2分	
肺萎陷不良的原因:导管对位不良,套囊充气不良或通气侧压力过高导致气体漏向术侧肺,胸膜粘连,分泌物或肿物阻塞气道致排气不畅	3分	
处理措施包括:调整导管位置,套囊适度充气,降低压力,术侧肺充分吸引,外科医生对术侧肺进行压迫等。	2分	

续表

评 分 内 容	满分	扣分
4. 如果单肺通气10分钟（FiO₂ 80%）后，血氧饱和度从99%降至90%，经纤支镜检查对位良好，请解释何为HPV及影响HPV因素	5分	—
(1) 缺氧性肺血管收缩（hypoxic pulmonary vasoconstriction, HPV）是指低氧肺泡的血流减少，促使血流流向通气良好的肺区，是阻止通气-血流比例失调的自我调节方式	2分	
(2) 影响HPV因素包括：吸入氧浓度、二氧化碳分压、血管收缩或扩张剂、吸入麻醉药、肺动脉压力等	3分	
5. 针对该类患者，除了静脉自控镇痛外，你可以选择的术后镇痛方案有哪些，它们的优缺点是什么？请至少说出3种	7分	—
硬膜外：镇痛完善，但血压下降，需要凝血功能正常，穿刺要求高	2分	
椎旁阻滞：镇痛优，但需多点穿刺	2分	
前锯肌平面阻滞：镇痛良好，穿刺简单，一点注射，但对胸引管的镇痛效果欠佳 肋间神经阻滞：镇痛良，穿刺简单，但需多点注射，且无法置管 竖脊肌阻滞：镇痛良，穿刺较简单，但效果需要进一步验证	3分 (答出2项即可得分)	
总计	**30分**	

题目解析及出题思路

本题题干为胸外科胸腔镜手术。可以考查肺隔离技术、通气模式、呼吸功能监测、支气管镜的使用、区域阻滞镇痛等相关知识点。该类手术具有自身特点，因此还可能考查出现胸腔镜手术发生并发症时的麻醉管理，例如：双腔支气管导管的插管损伤、单肺通气难以纠正的低氧血症、复张性肺水肿、心律失常（新发房颤）、慢性疼痛等。

另外该患者合并重度肺功能损害，还可考查术前评估的方法、结果的解读、拔管指征、送入ICU的标准等术后相关内容。

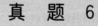

真 题 6

一、基本信息

现病史：患者，男性，48岁，系"频繁出现阵发性头痛、心悸5个月"就诊。门诊查血压高，血、尿儿茶酚胺及其代谢产物升高，CT提示"左侧肾上腺占位"，诊断为"嗜铬细胞瘤"收住入院。拟行嗜铬细胞瘤切除术。过去一周口服哌唑嗪、倍他乐克。

既往史：否认其他疾病。否认手术史。否认吸烟史，偶尔饮酒。

查体：身高 170 cm，体重 74 kg，血压 156/100 mmHg；心率 92 次/分，呼吸频率 16 次/分。心肺听诊未见明显异常。

检查结果：

心电图：窦性心律，心率 93 次/分。

胸片：轻度心脏扩大，其他正常。

CT 平扫：左侧肾上腺区见 5.0 cm×4.3 cm 类圆形软组织肿块影，边界清晰，信号不均。

检验结果：

血常规：WBC 5.1×10^9/L，RBC 4.6×10^{12}/L，Hb 142 g/L，Hct 44%，PLT 220×10^9/L。

血生化：Na^+ 145 mmol/L，K^+ 4.5 mmol/L，Glu 13.8 mmol/L，BUN 4.8 mmol/L，Cr 54 μmol/L，AST 24 U/L，ALT 34 U/L。

凝血象：PT 12 秒，APTT 24 秒。

儿茶酚胺及代谢产物结果：NE 6.31 nmol/L（↑）；E 596 pmol/L（↑）；尿 VMA 58 μmol/24 h（↑）。

二、要求的操作

略。

三、请回答以下问题

1. 作为麻醉医生，术前访视该患者，你会关注哪些方面？
2. 嗜铬细胞瘤切除术的麻醉管理中应避免药物性的儿茶酚胺释放，请列举几种不合理的药物，并试说原因。
3. 当患者术中瘤体切除前出现血压高，并合并有心动过速，可以给予 β 受体阻滞剂，但强调应在给予 α 受体阻滞剂后再考虑使用，为什么？
4. 在瘤体静脉结扎后出现低血压，考虑可能是什么原因导致？该如何处理？
5. 患者术中输晶体液 2000 mL，手术结束时血气分析 pH 7.31，PaO_2 264 mmHg，$PaCO_2$ 40 mmHg，K^+ 4.2 mmol/L，Na^+ 141 mmol/L，Ca^{2+} 1.6 mmol/L，Glu 4.4 mmol/L，BE −1.1 mmol/L，小剂量去甲肾上腺素维持，生命体征尚平稳，麻醉复苏顺利，患者清醒、自主呼吸恢复，拔除气管导管后送 ICU 观察。术后 6 小时，患者渐至虚弱、大汗、嗜睡、反应迟钝，体温 36.1 ℃，血压 85/60 mmHg。首先应考虑什么原因？如何明确诊断？如何处理？

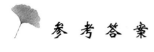

参 考 答 案

病例口试评分表(30分)

口试评分标准以标准答案为准,若考生答题未涉及关键词,则该条得分为0分。

评 分 内 容	满分	扣分
1. 作为麻醉医生,术前访视该患者,你会关注哪些方面?	8分	—
(1) 肿瘤相关评估:关注肿瘤分泌的激素类型、临床表现、影像学检查	3分	
(2) 靶器官受累情况的评估:心血管系统、肾脏、脑	2分	
(3) 术前准备评估:α肾上腺素受体阻断药、β肾上腺素受体阻断药应用情况和低血容量纠正情况 准备充分的标准: ① 血压和心率达标,有体位性低血压者 　　血压:坐位应低于 120/80 mmHg,立位收缩压高于 90 mmHg 　　心率:坐位 60~70 次/分,立位 70~80 次/分 ② 心电图无 ST-T 段改变,室性期前收缩<1 次/5 分钟 ③ 血管扩张,血容量恢复,Hct 降低,体重增加等 ④ 高代谢、糖代谢异常改善	3分	
2. 嗜铬细胞瘤切除术的麻醉管理中应避免药物性的儿茶酚胺释放,请列举几种不合理的药物,并试说原因	6分	—
(1) 氟烷,使心肌对儿茶酚胺敏感性增加 (2) 吗啡、箭毒、阿曲库铵,会引起组胺释放 (3) 阿托品、泮库溴铵、琥珀酰胆碱,可抑制迷走神经或刺激交感神经 (4) 氟哌利多、氯丙嗪、甲氧氯普胺、麻黄素,可引起显著的高血压反应 (5) 激素类、二环类抗抑郁药物、单胺氧化酶抑制剂等	6分 (药物正确可得1分,原因正确可得1分)	
3. 当患者术中瘤体切除前出现血压高,并合并有心动过速,可以给予 β 受体阻滞剂,但强调应在给予 α 受体阻滞剂后再考虑使用,为什么?	3分	
α 受体阻滞剂可与瘤体分泌的儿茶酚胺竞争性抑制 α 受体,控制血管收缩,避免血压增高、减轻心脏后负荷。直接应用 β 受体阻滞剂,会直接抑制 β₂ 受体的扩血管作用,从而加重高血压,甚至发生急性肺水肿	3分	
4. 在瘤体静脉结扎后出现低血压,考虑可能是什么原因导致?该如何处理?	8分	—
(1) 血液中内源性儿茶酚胺随肿瘤血管离断迅速减少	2分	
(2) 血容量相对不足	2分	

评 分 内 容	满分	扣分
（3）肾上腺素受体阻断药的残余作用	2分	
（4）低血压的处理包括：快速补液；去甲肾上腺素、去氧肾上腺素、肾上腺素等药物泵注	2分	
5. 患者术中输晶体液 2000 mL，手术结束时血气分析 pH 7.31，PaO_2 264 mmHg，$PaCO_2$ 40 mmHg，K^+ 4.2 mmol/L，Na^+ 141 mmol/L，Ca^{2+} 1.6 mmol/L，Glu 4.4 mmol/L，BE －1.1 mmol/L，小剂量去甲肾上腺素维持，生命体征尚平稳，麻醉复苏顺利，患者清醒、自主呼吸恢复，拔除气管导管后送 ICU 观察。术后6小时，患者渐至虚弱、大汗、嗜睡、反应迟钝，体温 36.1℃，血压 85/60 mmHg。首先应考虑什么原因？如何明确诊断？如何处理？	5分	—
（1）低血糖休克（瘤体切除后内源性儿茶酚胺量急剧减少，一方面儿茶酚胺引起的糖原和脂肪分解随之减少，另一方面儿茶酚胺对胰岛β细胞的抑制消失使胰岛素水平较术前分泌增多）	2分	
（2）血气分析或快速指测血糖可迅速诊断	2分	
（3）含糖溶液快速输注，症状可立即改善	1分	
总计	**30分**	

题目解析及出题思路

本题主要考查嗜铬细胞瘤的临床表现、诊断标准、病理生理特点，嗜铬细胞瘤切除术的围术期麻醉管理要点，以及腔镜手术的麻醉管理。除上述题目外，其他常见的考查点还包括但不限于：

1. 完善哪些检查可帮助确诊嗜铬细胞瘤及其分泌类型？嗜铬细胞瘤的典型临床症状有哪些？

2. 嗜铬细胞瘤切除术需要进行哪些术前准备？

3. 嗜铬细胞瘤切除术术中监测可以包括哪些？并简述原因。

4. 患者入手术室后，需持续监测血流动力学变化，及时干预。其中，因麻醉和手术因素可能引起血流动力学剧烈波动的需要格外注意的时间节点有哪些？

5. 患者瘤体切除前，可能因瘤体儿茶酚胺释放发生血流动力学波动，可选择的血管活性药物有哪些？

6. 合并儿茶酚胺心肌病患者的麻醉管理要点有哪些？

真 题 7

一、基本信息

现病史：患者,男性,40岁,因高空坠落致伤4小时入院,诊断为特重度颅脑损伤,多发伤,下肢开放性骨折,拟行右侧额颞开颅颅内血肿清除＋去骨瓣减压术。

既往史：否认其他疾病。否认手术史。

查体：身高170 cm,体重64 kg,神志昏迷,GCS评分3分,血压180/80 mmHg,心率59次/分,呼吸频率20次/分。双肺可闻及湿性啰音,右侧下肢敷料包扎固定,可见血性渗液。

检查结果：

心电图：窦性心律,心率59次/分。

肺部CT：双肺少许炎症。

头颅CT：右侧颅内血肿伴脑挫伤。

腹部B超：未见明显异常及积液。

下肢X线：右侧胫腓骨粉碎性骨折。

检验结果：

血常规：WBC 3.1×10^9/L,RBC 2.1×10^{12}/L,Hb 90 g/L,Hct 31%,PLT 120×10^9/L。

血生化：Na^+ 145 mmol/L,K^+ 4.5 mmol/L,Glu 13.8 mmol/L(↑),BUN 4.8 mmol/L,Cr 54 μmol/L,AST 24 U/L,ALT 34 U/L。

凝血象：未见异常。

二、要求的操作

略。

三、请回答以下问题

1. 请简单描述颅脑损伤患者的气道评估要点和气道建立方法。
2. 请问脑血流自我调节的动脉压范围？脑灌注压如何测定？
3. 患者入室血压190/110 mmHg,可能原因是什么？如何进行血压的管理？
4. 术中硬脑膜打开后,外科医师反映脑肿胀明显。请简述常用的降低颅内压的方法。
5. 患者术中收缩压仅能维持在70～80 mmHg,心率130次/分左右,血红蛋白监测有持续下降趋势,手术野出血不多。需考虑什么可能性？该怎么处理？

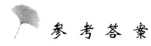

参考答案

病例口试评分表(30分)

口试评分标准以标准答案为准,若考生答题未涉及关键词,则该条得分为0分。

评 分 内 容	满分	扣分
1. 请简单描述颅脑损伤患者的气道评估要点和气道建立方法	7分	—
(1) 气道评估需进行综合评估,要点如下: ① 观察气道的通畅及损伤程度 ② 头颈部活动度,是否合并颈椎损伤 ③ 张口度及甲颏间距等 ④ 均按饱胃患者处理,评估插管前有无反流误吸	4分	
(2) 气道建立方法: ① 按饱胃患者处理,快速顺序诱导气管插管(给药前充分预吸氧、快速起效药物、环状软骨压迫、保护颈椎) ② 严重颌面部骨折,特别是下颌骨骨折病人可借助纤支镜,或者直接气管切开 ③ 颅底骨折的病人,严禁经鼻插管	3分	
2. 请问脑血流自我调节的动脉压范围? 脑灌注压如何测定?	5分	—
(1) 脑血流自我调节的动脉血压范围:50~150 mmHg	2分	
(2) 脑灌注压 = 平均动脉压 − 颅内压或中心静脉压(取两者较高的)	3分	
3. 患者入室血压 190/110 mmHg,可能原因是什么? 如何进行血压的管理?	5分	—
(1) 高血压最主要原因可能是,机体通过代偿机制对抗增高的颅内压,以增加脑灌注有关,也可能与应激以及缺氧有关	3	
(2) 目前对血压维持何种水平并无定论,主张维持脑灌注在 60~70 mmHg 水平,动脉压维持在正常至稍高的水平,最重要的是避免低血压	2	
4. 术中硬脑膜打开后,外科医师反映脑肿胀明显。请简述常用的降低颅内压的方法	7分	—
药物降低颅内压:渗透性脱水剂、袢利尿药、肾上腺皮质激素	3分	
生理性降颅压:过度通气、低温疗法、脑室外引流、体位	4分	
5. 患者术中收缩压仅能维持在 70~80 mmHg,心率 130 次/分左右,血红蛋白监测有持续下降趋势,手术野出血不多。需考虑什么可能性? 该怎么处理?	6分	—
(1) 患者系高空坠落致多发伤,首先应考虑其他部位是否存在活动性出血,导致患者失血性休克	3分	

评 分 内 容	满分	扣分
(若考生回答出第5问的正确答案,则告知右侧下肢骨折处敷料已被血浸透,且手术床上也有血迹)		
(2)处理: ① 控制出血(骨科医师上台探查止血) ② 补充血容量,液体复苏 ③ 输血与防治凝血功能障碍 ④ 血管活性药物及正性肌力药物 ⑤ 纠正代谢性酸中毒 ⑥ 纠正低温状态 ⑦ 重要脏器的保护	3分 (每条 0.5分)	
总计	30分	

题目解析及出题思路

本题题干为重度颅脑损伤合并多发伤。除上述题目外,其他常见的考查点还包括但不限于:

1. 这类患者接诊时通常意识不清,且无熟悉其病史的近亲属陪伴就诊。病史采集通常较为困难,且因病情紧急术前检查未完善或仅完善基础检查,这使得麻醉术前访视工作极具挑战,需要用最短的时间完成以下步骤:① 尽量获取受伤经过、既往病史、既往服用药物、禁食禁饮时间等信息;② 了解入手术室前的诊疗过程,包括辅助检查结果、初步诊断、用药、补液量、出血量等;③ 快速完成体格检查,包括意识判断、瞳孔、心肺听诊、腹部触诊、四肢活动等;④ 阅片、与外科医生沟通,了解颅脑损伤部位、手术体位和手术方式;⑤ 与患方沟通,告知麻醉方式和风险,签署《麻醉知情同意书》(若没有授权人时及时报备医务处)。

2. 麻醉管理中,平均动脉压、中心静脉压、颅内压、脑血流量、脑灌注压等基础知识均可成为考点,需熟悉这些概念和其之间的内在关系。

3. 麻醉诱导和维持的药物(镇静药、镇痛药、肌松药、挥发性麻醉药等)的选择并说明理由。例如问:该患者拟行"右额颞颅内血肿清除术",请问针对该患者,哪些麻醉药物应优先选择?哪些应避免使用?

4. 需要注意,为防止脑肿胀、降低颅内压,术前可能已应用大量甚至多种利尿剂脱水,血容量严重不足。因此,这类患者亦可考查术中液体管理的方法和注意事项。例如问:基于此类患者的病理生理,该患者可能出现哪些电解质紊乱?如何补液?可以选择何种液体?

5. 血压保护/自体血回输的相关知识点,也可在类似题干中考查。

6. 虽然"坐位"在颅脑外伤手术中较为少见,但仍然有些入路要求患者仰卧位且头高于心脏平面,所以,麻醉医生应对呼吸末二氧化碳的突然下降保持警惕,静脉空气栓塞的诊断方法和处理措施可作为考点。

7. 颅脑损伤患者术后可能需要在麻醉状态下即时行 CT 检查,其后轻症者可能复苏拔管,病情较重者需转入 ICU 进一步治疗。因此,还可考查气管导管拔除的指征、拔管的注意事项,或者转运途中的特殊情况处理(呛咳、心率下降、氧饱和度下降)等。

真 题 8

一、基本信息

现病史:患者,男性,51 岁,上腹部不适 1 月余,入院诊断为肝右叶占位性病变,胆总管下段结石伴胆总管轻度扩张。拟行腔镜下"右肝七八段切除术"。

既往史:乙肝病史 10 年余,目前规律使用恩替卡韦,否认高血压、心脏病、糖尿病、脑血管疾病、精神疾病及呼吸系统疾病史。

查体:65 kg,168 cm,血压 120/76 mmHg,心率 72 次/分,呼吸频率 20 次/分,吸空气时 SpO_2 98%。

检查结果:

心电图:窦性心律,心率 78 次/分。

肺 CT:基本正常。

上腹部 CT:肝硬化;肝右叶占位,考虑肿瘤性病变;肝右叶囊肿。

检验结果:

血常规:WBC 5.2×10^9/L,Hb 132 g/L,RBC 4.2×10^{12}/L,PLT 108×10^9/L,余基本正常。

血生化:血清钾 3.35 mmol/L,丙氨酸氨基转移酶 87 U/L,天冬氨酸氨基转移酶 43 U/L,γ-谷氨酰转肽酶 179 U/L,总胆红素 90 μmol/L(参考范围 0~23 μmol/L),白蛋白 35.8 g/L(参考范围 40~55 g/L)。

凝血象:基本正常。

二、要求的操作

略。

三、请回答以下问题

1. 对于该患者,术前评估有哪些要点?麻醉方案如何选择?

2. 手术开始时,游离右半肝时出血多,手术医生阻断肝门以减少出血。请简述第一肝门和第二肝门的具体解剖结构,外科医生术中阻断的是第几肝门?

3. 外科医生实施了间歇性肝门阻断(IPM),请简述间歇性肝门阻断的允许时长。如需再次阻断,中间需要开放时长是多少?说明此时麻醉处理的要点。

4. 请问除了外科医生的肝门阻断术,为减少出血,作为这位患者的麻醉医生,还可以采取哪种技术?请简述这种技术的必要性、定义和方法。

5. 外科医生腔镜手术中,要求行深肌松,请简述腔镜气腹对机体的影响,你可以使用何种监测手段及指标证明该患者已处于深肌松状态?

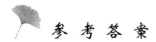

参 考 答 案

病例口试评分表(30分)

口试评分标准以参考答案为准,考生答题未涉及关键词,则该条得分为0分。

评 分 内 容	满分	扣分
1. 对于该患者,术前评估有哪些要点?麻醉方案如何选择?	6分	—
(1) 详细地询问病史和了解患者的检查结果。术前评估患者肝功能 Child-Pugh 分级。肝功能障碍可能会影响麻醉药物代谢,应谨慎选择	2分	
(2) 首选全身麻醉。凝血功能正常且预计失血量小,可酌情复合硬膜外麻醉	1分	
(3) 术前体格检查和辅助检查如肝硬化有腹水,提示患者可能存在功能残气量增加,低氧血症风险增加,可治疗腹水,待腹水消退后稳定2周再行手术治疗	1分	
(4) 术前注意患者低血糖及低血钾,及时纠正术中低血钾对预防肝昏迷的发生很重要	1分	
(5) 注意血红蛋白、肝酶、胆红素和蛋白水平,及时保肝降黄及纠正贫血和低蛋白血症	1分	
2. 手术开始时,游离右半肝时出血多,手术医生阻断肝门以减少出血。请简述第一肝门和第二肝门的具体解剖结构,外科医生术中阻断的是第几肝门?	4分	—
(1) 第一肝门:是肝脏代谢物质进出的第一个通道。在肝脏的脏面,H形的沟,是门静脉、肝胆管、肝动脉出入肝脏的位置,称为第一肝门	2分	
(2) 第二肝门:在腔静脉沟的上端处,有肝左、中、右静脉出肝后即注入下腔静脉,临床上常称此处为第二肝门	1分	
外科医生阻断的是第一肝门	1分	
3. 外科医生实施了间歇性肝门阻断(IPM),请简述间歇性肝门阻断的允许时长?如需再次阻断,中间需要开放时长是多少?说明此时麻醉处理的要点	6分	—

评 分 内 容	满分	扣分
一般来说,肝门阻断允许时长为 10～15 分钟,再开放 5 分钟。其中阻断和开放时间可根据肝切除时间、肝段位置和外科医生的具体手术操作而进行一些调整	2分	
(1) 血流动力学波动大,需密切关注手术操作过程 (2) 必要时使用血管活性药,维持平均动脉压以保障肝脏的灌注压 (3) 维持内环境稳定,必要时血气分析 (4) 吸入麻醉药为主,减少静脉麻醉药物的使用 (5) 控制性低中心静脉压	4分 (每点 1分)	
4. 请问除了外科医生的肝门阻断术,为减少出血,作为这位患者的麻醉医生,还可以采取哪种技术?请简述这种技术的必要性、定义和方法	9分	—
(1) 使用控制性低中心静脉压技术	2分	
(2) 必要性:肝门阻断只阻断了第一肝门,而第二肝门内的肝静脉并未阻断,为减少出血,有必要降低中心静脉的压力从而降低肝静脉压力	1分	
定义:运用麻醉相关药物和(或)技术使CVP≤5 cmH$_2$O,同时维持SBP≥90 mmHg 或 MAP≥60 mmHg,以及适宜的心率,以减少围术期出血量为主要目标的麻醉技术	2分	
方法: ① 麻醉方法首选全身麻醉,可复合硬膜外麻醉;麻醉药物选择短效药物如丙泊酚、瑞芬太尼靶控输注,吸入麻醉药推荐异氟烷或七氟烷 ② 液体控制:是核心和关键措施。包括两阶段:第一阶段为肝实质横断分离完成时,第二阶段为横断后到止血完成时。第一阶段输入最小液体量,CVP<5 cmH$_2$O 或 MAP≥60 mmHg;第二阶段在止血完成后开始容量复苏 ③ 血管扩张药的使用:硝酸甘油或硝普钠,小剂量的多巴胺或甘露醇有助于肾功能保护 ④ 调整合适的体位 ⑤ 通气模式:呼气末正压通气(PEEP)会直接导致 CVP 升高,可采用低潮气量等保护性肺通气策略	4分	
5. 外科医生腔镜手术中,要求行深肌松,请简述腔镜气腹对机体的影响,你可以使用何种监测手段及指标证明该患者已处于深肌松状态?	5分	—
(1) 腔镜气腹对机体的影响: ① 对循环功能的影响,回心血量减少,体循环和肺循环阻力增加,心输出量下降 ② 对肾功能的影响,腹内压增加,腔静脉受压,肾皮质血流减少,导致少尿 ③ 对呼吸功能的影响,二氧化碳气腹吸收导致呼吸性酸中毒,气腹压力过高导致胸廓顺应性下降,气道压升高,功能残气量下降	3分	

评 分 内 容	满分	扣分
（2）可以应用<u>肌松监测仪监测肌松深度</u>，一般认为浅肌松 4 个成串刺激（TOF）计数为 4，中度肌松（或适度肌松）的 TOF 计数为 1～3，<u>深度肌松强直刺激后单刺激计数（PTC）≤2</u>	2 分	
总计	30 分	

题目解析及出题思路

本题题干为肝脏切除术的麻醉，关于该类手术或患者，考查的要点为控制性低中心静脉压的核心技术的相关知识点。除上述题目外，其他常见的考查点还包括但不限于：

1. 肝功能损害患者的相关药物选择。
2. 腔镜肝脏手术术中可能出现的手术并发症如气胸、心包积液等诊断、处理。
3. 硬膜外复合全麻的管理要点等。

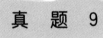

真 题 9

一、基本信息

现病史：患者，男性，51 岁，因"进行性吞咽困难 1 月"入院，完善相关检查考虑"食管癌"，拟行"食管癌根治术"。

既往史：否认系统性疾病史。

查体：75 kg，168 cm，血压 120/76 mmHg，心率 72 次/分，呼吸频率 12 次/分，吸空气时 SpO_2 98%。

检查结果：

心电图：窦性心律，心率 78 次/分。

肺 CT：食管管壁增厚，管腔内肿物影。

检验结果：基本正常。

二、要求的操作

略。

三、请回答以下问题

1. 对于该患者,术前评估有哪些要点?
2. 请简述食管癌根治术的麻醉方案和气道管理方式。
3. 胸科手术中通常左侧进胸手术选择右双腔支气管导管,反之则选择左侧,然而实际工作中,食管手术为左侧进胸但绝大部分麻醉医生会选择左双腔支气管导管,请详述理由。
4. 如果单肺通气10分钟(FiO_2 80%),血氧饱和度从99%降至90%,经纤支镜检查对位良好,请简述改善患者低氧血症的方法。
5. 为减轻患者术后疼痛,采用多模式镇痛,请问何为多模式镇痛?并简述可行的方案。

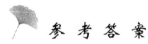

参考答案

病例口试评分表(30分)

口试评分标准以参考答案为准,若考生答题未涉及关键词,则该条得分为0分。

评 分 内 容	满分	扣分
1. 对于该患者,术前评估有哪些要点?	6分	—
(1) 营养状况:吞咽困难摄入减少、恶性疾病消耗、化疗,影响术后恢复;可能存在低血容量;食管癌发病与酗酒有关,需注意肝功能、贫血和凝血功能	2分	
(2) 反流误吸:长期反流导致慢性误吸。需评估反流的症状(胃灼热、胸骨后疼痛或不适)	2分	
(3) 肺功能:开胸手术,肺部CT、肺功能检查与血气分析了解肺功能情况。术前可胸部理疗、抗生素治疗、支气管扩张药治疗,必要时使用激素改善肺功能	2分	
2. 请简述食管癌根治术的麻醉方案和气道管理方式	6分	—
胸段食管癌:多需开胸,部分手术还需颈、胸、腹联合切口	1分	
常用全身麻醉(或全身麻醉联合硬膜外麻醉)	1分	
手术创伤大,需行动、静脉穿刺测压	1分	
体温保护	1分	
为创造理想手术野,减轻手术对肺的钝性损伤,宜采用肺隔离和单肺通气技术,常用双腔支气管导管、支气管封堵器等	2分	
3. 胸科手术中通常左侧进胸手术选择右双腔支气管导管,反之则选择左侧,然而实际工作中,食管手术为左侧进胸但绝大部分麻醉医生会选择左双腔支气管导管,请详述理由	3分	—

续表

评 分 内 容	满分	扣分
由于右上肺距离隆突较近(1～2.5 cm),使用右侧双腔气管导管有可能导致右上肺通气不良	3分	
4. 如果单肺通气10分钟(FiO₂ 80%),血氧饱和度从99%降至90%,经纤支镜检查对位良好,请简述改善患者低氧血症的方法	7分	—
(1) 通气侧肺:纯氧通气(FiO₂ 100%);适当调整通气量,维持呼末40 mmHg;加PEEP	3分	
(2) 非通气侧肺:吹入氧气;高频通气;持续CPAP(缺点影响手术野)	3分	
(3) 应用增强缺氧性肺血管收缩的药物	1分	
5. 为减轻患者术后疼痛,采用多模式镇痛,请问何为多模式镇痛?并简述可行的方案	8分	—
(1) 定义:联合应用作用机制或靶点不同的镇痛药或不同的镇痛技术,作用于疼痛传导通路(外周神经或中枢神经系统)的不同靶点,可联合非药物干预措施发挥镇痛的相加或协同作用,使每种镇痛药物的剂量减少,不良反应相应减轻,在安全的前提下达到持续有效的镇痛	3分	
(2) 方案: ① 静脉药物或口服镇痛药物 ② 硬膜外镇痛 ③ 神经阻滞(如椎旁神经阻滞) ④ 其他,如认知行为疗法(音乐、冥想、催眠放松技术) ⑤ 物理方式(经皮穴位电刺激、针灸、冷敷、局部热疗等)等 ⑥ 上述多种方法联合使用	5分 (每项可得1分)	
总计	30分	

题目解析及出题思路

本题题干同样为胸科手术麻醉,食管癌手术同样是胸科常见的病种,食管手术的特点是手术时间相对较长,手术部位多处,有其自身的特点。和长时间的腹部手术胰十二指肠根治术类似,还可以考查椎管内复合全身麻醉的管理、术中的液体治疗等知识点。

该类病例还可参考第二章真题5。

真 题 10

一、基本信息

现病史：患者，男性，26岁，因"车祸外伤致意识不清2小时"入院。患者于入院前2小时与朋友聚会后骑摩托车时与汽车发生碰撞，伤后意识不清，小便失禁。

入院诊断：① 急性创伤性开放性颅脑损伤；右额顶颞硬膜外血肿，右额颞脑挫伤，脑实质内血肿，颅内积气；② 肺挫伤；③ 面部及肢体多发软组织损伤。

患者症状迅速进展恶化，紧急平车入手术室，拟行急诊开颅血肿清除术。

既往史：不详。

查体：

首诊查体：体温37℃，呼吸36次/分，心率110次/分，血压116/73 mmHg，SpO_2 94%。意识昏睡，躁动，刺痛不睁眼。双瞳孔不等大，对光反射消失，四肢肌力检查不配合，四肢肌张力未见明显增高，腱反射不亢进，双侧巴宾斯基征(＋)。

入室查体：患者呈昏迷状态，呼吸26次/分，血压134/70 mmHg，心率116次/分，SpO_2 96%。

检查结果：

头颈部+胸部CT检查示：右颞、右额顶硬膜外血肿，右额颞脑挫伤，脑实质内血肿，颅内积气；肺挫伤。

二、要求的操作

略。

三、请回答以下问题

1. 为预防反流误吸的发生，推荐的麻醉诱导技术是什么？这种方法的主要手段包括哪些？
2. 简述格拉斯哥评分的标准。判断该患者目前应评几分？该评分意味着什么？
3. 该患者拟行"右额颞颅内血肿清除术"，请问针对该患者，哪些麻醉药物应优先选择？哪些应避免使用？
4. 该患者气管插管后行机械通气，手术开始后行血气分析：pH 7.19，$PaCO_2$ 50 mmHg，PaO_2 108 mmHg，Na^+ 142 mmol/L，Glu 10.0 mmol/L，K^+ 2.7 mmol/L，BE －12.2 mmol/L，HCO_3^- 16.0 mmol/L，Hb 80 g/L，Hct 16%，Lac 5.2。如何解读并进行处理？

5. 根据颅脑外伤患者的水电解质代谢紊乱的病理生理特点，说明该患者应如何补液？可以选择何种液体？

6. 什么是神经源性肺水肿？原理是什么？

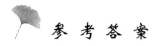
参 考 答 案

病例口试评分表(30分)

口试评分标准以参考答案为准，若考生答题未涉及关键词，则该条得分为0分。

评 分 内 容	满分	扣分
1. 为预防反流误吸的发生，推荐的麻醉诱导技术是什么？这种方法的主要手段包括哪些？	6分	—
推荐的麻醉技术是快速顺序气管插管	2分	
主要方法包括：		
(1) 诱导前<u>提前去氮给氧</u>，给予4个周期的过度通气或提前3~5分钟的纯氧吸入	1分	
(2) 使用<u>快速起效的肌松药</u>	1分	
(3) <u>避免正压通气</u>	1分	
(4) <u>压迫环状软骨(Sellick手法)</u>	1分	
(5) 使用快速起效的全麻药物(答对前4项即可得分)		
2. 简述格拉斯哥评分的标准。判断该患者目前应评几分？该评分意味着什么？	5分	—
格拉斯哥昏迷指数(Glasgow coma scale, GCS)是评估病人昏迷程度的指标，分为<u>睁眼反应</u>、<u>语言反应</u>和<u>肢体运动或运动反应</u>三个方面，这三个方面的分数相加即为昏迷指数	2分	
该患者GCS评分<u>3</u>分	2分	
GCS评分小于等于3分意味着神经功能严重受损	1分	
3. 该患者拟行"右额颞颅内血肿清除术"，请问针对该患者，哪些麻醉药物应优先选择？哪些应避免使用？	5分	—
(1) 静脉麻醉药物丙泊酚、硫喷妥钠及依托咪酯，都有显著的缩脑血管效应，可以安全合理使用	2分	
(2) 氯胺酮、吸入麻醉药物、琥珀酰胆碱具有增高颅内压作用，应避免使用	3分	
4. 该患者气管插管后行机械通气，手术开始后行血气分析：pH 7.19, $PaCO_2$ 50 mmHg, PaO_2 108 mmHg, Na^+ 142 mmol/L, Glu 10.0 mmol/L, K^+ 2.7 mmol/L, BE -12.2 mmol/L, HCO_3^- 16.0 mmol/L, Hb 80 g/L, Hct 16%, Lac 5.2。如何解读并进行处理？	6分	—

续表

评 分 内 容	满分	扣分
(1) 血气分析显示患者为呼吸性酸中毒代谢性酸中毒,低钾,贫血,血糖增高	3分	
(2) 处理: ① 应立即给予补钾,碳酸氢钠纠正酸中毒 ② 加快补液,输血,补充有效血容量 ③ 调整呼吸参数,维持 $PaCO_2$ 在 30～35 mmHg	3分	
5. 根据颅脑外伤患者的水电解质代谢紊乱的病理生理特点,说明该患者应如何补液? 可以选择何种液体?	6分	—
(1) 颅脑外伤的患者由于抗利尿激素分泌增多,脑内盐耗综合征以及甘露醇应用,容易出现低钠血症和低钾血症,还可能出现低镁血症	2分	
(2) 该类患者液体管理: ① 需要用晶体液(生理盐水或高张晶体液)、胶体以及血制品进行容量复苏 ② 应避免输注低张液体、含糖液体,如 5%葡萄糖、乳酸林格氏液	4分	
6. 什么是神经源性肺水肿? 原理是什么?	2分	—
是头部损伤以及颅内出血后的一种常见并发症,可能与 ICP 增高诱发大量的儿茶酚胺释放,肺动脉压力增高、肺毛细血管通透性增加、神经源性因子分泌有关	2分	
总计	30分	

题目解析及出题思路

本题题干为颅脑外伤麻醉,本题考查了饱胃患者的麻醉处理,以及颅内高压患者的相关知识点。除上述题目外,其他常见的考查点还包括但不限于:

1. 脑血流的自我调节机制。
2. 二氧化碳分压对颅内压的调节机制及临床应用。
3. 颅脑外伤及颅内压增高患者的补液要点等。

该类病例还可参考第二章真题7。

真 题 11

一、基本信息

现病史：患者，男性，35岁，因确诊"睡眠呼吸暂停低通气综合征（OSAHS）2年余"入院，拟行"悬雍垂腭咽成形术（UPPP术）"。

既往史：高血压2年，口服硝苯地平缓释片，血压控制一般。糖尿病病史2年，口服二甲双胍，血糖控制一般。

查体：身高170 cm，体重100 kg，BMI 34.6 kg/m²，血压148/99 mmHg，心率60次/分，呼吸频率22次/分，吸空气时SpO_2 95%。张口度3指，马氏分级Ⅲ级。

检查结果：

心电图：窦性心律，T波改变，心率61次/分。

肺CT：两肺慢性炎症。

UCG：左室偏大，左室舒张功能减低，LVEF 58%；肺动脉轻度高压，SPAP 45 mmHg。

多导睡眠呼吸监测（PSG）：总睡眠时间8小时，睡眠分期无N3期，觉醒次数5次；总呼吸暂停22次，平均时间17.6秒，最长35.4秒，低通气次数356次，平均时间30.1秒，最长114.8秒。呼吸暂停+低通气共378次，AHI 61.2次/小时。平均SpO_2 87%，最低69%，SpO_2<90%：227.1分钟。诊断结果：符合OSAHS，主要类型为阻塞型、低通气型，重度。重度低氧血症。

检验结果：

血常规：WBC 5.1×10^9/L，RBC 9.6×10^{12}/L，Hb 152 g/L，Hct 49%，PLT 148×10^9/L。

二、要求的操作

略。

三、请回答以下问题

1. 请简述OSAHS的定义以及该类患者术前评估要点。
2. 请简述OSAHS患者的发病机制及病理生理改变。
3. 怎样做好OSAHS患者的麻醉术中管理？
4. 该患者BMI 34.6 kg/m²，请问该患者麻醉药物剂量需要调整吗？简述丙泊酚、瑞芬太尼、琥珀胆碱（去极化肌松药）、非去极化肌松药各根据哪项指标确定药物剂量。

5. 该类患者如果术后准备先入恢复室,拟进行术后拔管,作为恢复室医生,应该如何处理?

参考答案

病例口试评分表(30分)

口试评分标准以参考答案为准,若考生答题未涉及关键词,则该条得分为0分。

评 分 内 容	满分	扣分
1. 请简述OSAHS的定义以及该类患者术前评估要点	5分	—
(1) 定义:睡眠时<u>打鼾</u>并伴有<u>呼吸暂停和低通气</u>、夜间反复发生<u>低氧血症</u>、<u>高碳酸血症</u>和<u>睡眠结构紊乱</u>,导致白天嗜睡、心脑肺血管并发症乃至多脏器损害,每夜7小时睡眠过程中<u>呼吸暂停及低通气反复发作在30次以上</u>,或睡眠呼吸暂停低通气指数(AHI)≥5次/小时	2分	
(2) 术前评估要点: ① 常伴有合并症,如高血压、冠心病、心律失常、心衰、肺动脉高压、哮喘、糖尿病、代谢综合征、卒中、肝功能损害等,应对这些<u>伴发疾病进行评估</u>并尽可能改善病情 ② 因肥胖、腹内压高,<u>反流误吸风险增加</u>,需严格禁食,必要时使用抗酸药和胃动力药 ③ 常伴有扁桃体和腭垂肿大、颈粗、小下颌、甲颏距离短等与困难气道相同的上气道解剖异常,术前需<u>全面检查气道</u>,评估困难插管<u>和/</u>或困难通气的风险,必要时告知患者清醒插管的可能	3分	
2. 请简述OSAHS患者的发病机制及病理生理改变	7分	—
(1) 发病机制: ① 入睡后舌咽部肌群松弛,咽部狭窄、舌根后坠,吸气时<u>胸腔负压作用下</u>,软腭、舌坠入咽腔紧贴咽后壁,造成<u>上气道闭塞</u>,呼吸暂停 ② 呼吸停止,<u>二氧化碳潴留</u>,<u>氧分压降低</u>,刺激呼吸感受器,中枢呼吸驱动增加,大脑觉醒反应(脑电波反应,患者可仍处于睡眠状态),咽、舌部肌群收缩,<u>气道压力冲破上气道机械性阻塞时,上气道重新开放</u>,呼吸恢复,体内二氧化碳排除,氧分压上升,再度入睡	2分	
(2) 病理生理改变: ① 因低氧血症和高碳酸血症,可出现<u>呼吸衰竭</u>,<u>严重者窒息死亡</u>;无呼吸衰竭者,也可因长期的<u>低氧及高碳酸血症</u>,使组织器官缺血缺氧,致<u>多脏器多系统功能不全</u>,为其他疾病共同的病理生理基础		

续表

评 分 内 容	满分	扣分
② 心血管系统:内皮功能损害、冠心病、心律失常、<u>高血压</u>、心室重构、<u>肺动脉高压</u>、肺心病 ③ 内分泌系统:胰岛素抵抗、<u>糖尿病</u>、高血脂、肥胖 ④ 认知行为:白天嗜睡、记忆力下降、注意力不集中、脾气暴躁、精神异常等 ⑤ 脑血管疾病:缺血性或出血性脑血管病	5分	
3. 怎样做好 OSAHS 患者的麻醉术中管理?	6分	—
(1) 困难气道风险大的患者,<u>清醒纤支镜引导插管</u>	1分	
(2) 拟快诱导气管插管,确保<u>充分的预氧合</u>,准备可视喉镜、喉罩、口咽/鼻咽通气道等应对困难气道的工具,并有通气失败和插管失败的备选方案	1分	
(3) 对镇静药、阿片类药物、吸入麻醉药非常敏感,<u>宜选择短效药物</u>,如丙泊酚、瑞芬太尼、地氟烷、七氟烷等	1分	
(4) <u>术后镇痛</u>既要减轻疼痛,又要避免阿片类药物的呼吸抑制作用,<u>阿片类药物剂量减至最低</u>,可实施局麻并合用非甾体类药物等多模式镇痛	1分	
(5) 可使用地塞米松 10～15 mg、局部冰敷等方法减轻手术引起的<u>气道水肿</u>	1分	
(6) 术中需控制一定的麻醉深度,需进行<u>麻醉深度监测</u>	0.5分	
(7) <u>定期监测动脉血气</u>,了解有无二氧化碳蓄积、电解质及酸碱平衡等,以确保组织氧合与灌注	0.5分	
4. 该患者 BMI 34.6 kg/m², 请问该患者麻醉药物剂量需要调整吗? 简述丙泊酚、瑞芬太尼、琥珀胆碱(去极化肌松药)、非去极化肌松药各根据哪项指标确定药物剂量	6分	—
<u>需要调整</u>	1分	
(1) 丙泊酚:<u>诱导根据去脂体重(LBW),维持根据实际体重(TBW)</u>	2分	
(2) 瑞芬太尼:根据<u>去脂体重(LBW)</u>	1分	
(3) 琥珀胆碱(去极化肌松药):根据<u>实际体重(TBW)</u>	1分	
(4) 非去极化肌松药罗库溴铵:根据<u>理想体重(IBW)</u>	1分	
5. 该类患者如果术后准备先入恢复室,拟进行术后拔管,作为恢复室医生,应该如何处理?	6分	—
(1) <u>谨慎拔管、清醒拔管,拔管前个体化评估</u>,综合考虑患者的气道狭窄程度、术前并存疾病、手术创伤情况以及气道水肿的严重程度来决定拔管时机	1分	
(2) <u>寻求帮助</u>,拔管时需有一位熟练掌握气道控制技术的麻醉主治医师在场	1分	
(3) 做好通气失败、再次插管的准备,如面罩、呼吸囊、麻醉机、通气道、喉罩、插管设备等	1分	

续表

评 分 内 容	满分	扣分
（4）<u>吸氧</u>,<u>加强监护</u>,警惕拔管后低氧血症、缺氧窒息、心脏骤停等风险	1分	
（5）术后镇痛应注意阿片类药物呼吸抑制不良反应,减少阿片类药物剂量,<u>推荐多模式镇痛</u>	1分	
（6）根据患者情况,必要时<u>需送 ICU</u> 机械通气辅助呼吸	1分	
总计	30分	

 题目解析及出题思路

本题题干为睡眠呼吸暂停低通气综合征（OSAHS）患者的处理。临床上重度肥胖症的患者众多，牵涉到减重手术、腭咽成形术以及其他各类手术。悬雍垂腭咽成形术（UPPP术）涉及气道手术，麻醉管理更具特殊性。临床上从肥胖症患者中识别出 OSAHS 患者尤为重要，本真题的第一道题正是考查这一方面。其他可能考查的还包括 OSAHS 患者术后气道出血、腔镜减重手术中的呼吸管理（低氧血症、高碳酸血症）、肌松监测等方面的知识。

真 题 12

一、基本信息

现病史：患儿,4岁,体重 18 kg,因 1 周前发热、咳嗽,当地医院诊断上感、支气管感染行输液治疗,病程中出现腹痛,治疗效果不佳,腹痛进行性加重,有呕吐,无法摄入任何液体和食物,遂转入我院儿科,儿外科会诊考虑急性化脓性阑尾炎,拟急诊手术。

既往史：体健,否认其他疾病。否认手术史。

体检：体温 38.9 ℃,血压 90/60 mmHg,心率 120 次/分,两肺呼吸音粗,少许痰鸣音。腹胀,腹部压痛反跳痛。

检查结果：

心电图：窦性心律,心率 153 次/分。

检验结果：

血常规：WBC 15.1×10^9/L,中性粒细胞百分比 88%,RBC 5.6×10^{12}/L,Hb 137 g/L,Hct 46%,PLT 165×10^9/L。

血生化：Na^+ 132 mmol/L,K^+ 4.4 mmol/L,余基本正常。

凝血象：基本正常。

二、要求的操作

略。

三、请回答以下问题

1. 假设：患儿入室意识淡漠，高热，心率 160 次/分，血压 60/45 mmHg，SpO_2 96%。请判断该患者的脱水程度及依据。
2. 请简述你的液体复苏方案。如选择何种液体制剂？剂量多少？
3. 针对该类手术，该患儿可以有哪些术后镇痛的方案？
4. 患儿拟进行单次骶管阻滞镇痛，请问骶管穿刺的解剖定位？你如何进行局麻药液的配置？浓度、容积分别是多少？
5. 患者手术顺利，术中生命体征平稳，术后拔管，清醒后送返病房，术后 24 小时患儿出现声嘶，发音困难，请问你高度怀疑发生了什么？哪些是其诱发因素？下一步如何处理？

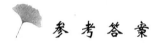

参考答案

病例口试评分表（30 分）

口试评分标准以参考答案为准，若考生答题未涉及关键词，则该条得分为 0 分。

评 分 内 容	满分	扣分
1. 假设：患儿入室意识淡漠，高热，心率 160 次/分，血压 60/45 mmHg，氧饱 96%。请判断该患者的脱水程度及依据	8 分	—
婴幼儿可以通过观察<u>全身状况、意识状态、皮肤弹性、血压、尿量</u>等对失水程度进行粗略评估	5 分	
综合上述病史、症状、体征，该患儿为<u>重度脱水</u>	2 分	
<u>估计失水量超过体重的 10%</u>	1 分	
2. 请简述你的液体复苏方案。如选择何种液体制剂？剂量多少？	6 分	—
（1）补充先前丢失的液体量，由<u>生理盐水</u>补充	2 分	
（2）该患儿属重度脱水，应补充 <u>20 mL/kg</u>	2 分	
（3）<u>首剂输完，评估后，可继续给予 10～20 mL/kg</u>	2 分	
3. 针对该类手术，该患儿可以有哪些术后镇痛的方案？	6 分	—
<u>多模式镇痛</u>	2 分	
应用 NSAID 药物	1 分	

评 分 内 容	满分	扣分
可以局部切口浸润	1分	
硬膜外或骶管阻滞	1分	
腹横筋膜/髂腹下髂腹股沟阻滞	1分	
4. 患儿拟进行单次骶管阻滞镇痛,请问骶管穿刺的解剖定位？你如何进行局麻药液的配置？浓度、容积分别是多少？	5分	—
(1) 骶管阻滞定位骶裂孔尾骨上方的一处可扪及的凹陷,位于两个骶角(骨性凸起),髂后上棘与骶裂孔构成一个等边三角形(可以作为定位确认)	2分	
(2) 药液配置：		
① 0.125%～0.25%罗哌卡因	2分	
② kg×(0.8～1.0 mL)(下腹部手术)	1分	
5. 患者手术顺利,术中生命体征平稳,术后拔管,清醒后送返病房,术后24小时患儿出现声嘶,发音困难,请问你高度怀疑发生了什么？哪些是其诱发因素？下一步如何处理？	5分	—
(1) 发生了喉炎或喉水肿	1分	
(2) 诱发因素： ① 选择气管导管偏粗 ② 反复插管 ③ 手术时间长 ④ 插管状态患儿吞咽活动、咳嗽或活动头部	3分	
(3) 处理：静脉应用激素,或雾化吸入消旋肾上腺素	1分	
总计	30分	

题目解析及出题思路

本题题干为小儿阑尾切除术麻醉,主要考查小儿常见手术麻醉的相关知识点。除上述题目外,其他可以考查的知识点还包括但不限于：

1. 小儿气道解剖的相关特点。
2. 小儿椎管内阻滞(包括骶管阻滞)的相关理论和实践知识等。
3. 小儿超声引导下神经阻滞的常见方法、识图、选择的药物和剂量等。

真题 13

一、基本信息

现病史：患者，女性，28 岁，2025 年 1 月 18 日入院。入院诊断：孕 37^{+6} 周，G_2P_1，瘢痕子宫，中央性前置胎盘，胎盘植入可能。术前患者及家属拒绝放置髂内动脉球囊。

既往史：否认其他疾病。2017 年曾行子宫下段剖宫产术。

查体：身高 165 cm，体重 75 kg，血压 136/90 mmHg，心率 85 次/分，呼吸频率 16 次/分。心肺听诊未见明显异常。

检查结果：

心电图：窦性心律，心率 93 次/分。

B 超：单活胎，晚孕，横位；前置胎盘，中央型。

MRI：① 单胎，横位，脐带绕颈 2 周；② 完全性前置胎盘，子宫前下壁肌层菲薄，胎盘形态欠规则，考虑胎盘植入可能性大。

检验结果：

血常规：WBC 5.1×10^9/L，RBC 4.6×10^{12}/L，Hb 142 g/L，Hct 44%，PLT 220×10^9/L。

血生化：Na^+ 145 mmol/L，K^+ 4.5 mmol/L，Glu 5.8 mmol/L，BUN 4.8 mmol/L，Cr 54 μmol/L，AST 24 U/L，ALT 34 U/L。

凝血象：正常。

二、要求的操作

略。

三、请回答以下问题

1. 简述前置胎盘、中央型前置胎盘、凶险性前置胎盘、胎盘植入的概念。
2. 对于此类型患者，请提出可行的麻醉方法。
3. 简述该患者术中麻醉管理要点及注意事项。
4. 该胎儿娩出后 1 分钟 Apgar 评分 8 分，5 分钟 Apgar 评分 10 分。请问什么是 Apgar 评分？1 分钟和 5 分钟 Apgar 评分有何意义？
5. 该患者经产科医生徒手剥离胎盘，大部分胎盘已娩出，但剥离残留胎盘后见 4 cm × 1.5 cm 植入，已穿透子宫浆膜层，部分达膀胱后壁浆膜层和浅表肌层，子宫出血呈汹涌样，此时胎盘剥离面严重渗血,失血>3000 mL,紧急行子宫全切术,同时,输入红细胞 1600 mL,新鲜冰冻血浆 900 mL,冷沉淀 10.5 U,纤维蛋白原 4 g,创面仍严重渗血。简述此时无法控制出血的原因。

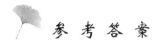

参考答案

病例口试评分表(30 分)

口试评分标准以参考答案为准,若考生答题未涉及关键词,则该条得分为 0 分。

评 分 内 容	满分	扣分
1. 简述前置胎盘、中央型前置胎盘、凶险性前置胎盘、胎盘植入的概念	5 分	—
孕 28 周后,胎盘附着于子宫下段,下缘达到或覆盖宫颈内口,位置低于胎先露部,称为前置胎盘	1 分	
胎盘组织完全附着覆盖宫颈内口称为中央型前置胎盘,又称完全性前置胎盘	1 分	
既往有剖宫产史,此次妊娠为前置胎盘,且胎盘附着于原手术瘢痕部位,胎盘粘连、植入发生率高,称为凶险性前置胎盘	2 分	
胎盘绒毛植入子宫下段肌层,使胎盘剥离不全而发生大出血,称为胎盘植入,有时需切除子宫而挽救产妇生命	1 分	
2. 对于此类型患者,请提出可行的麻醉方法	4 分	—
方案1:椎管内麻醉是剖宫产手术中最常用的麻醉方式,但鉴于椎管内麻醉的血流动力学特点,不推荐腰麻,对于可能出现大出血的产妇可直接选择全身麻醉	2 分	
方案2:也可先予产妇椎管内麻醉,待娩出婴儿后,改气管内插管全麻	2 分	
3. 简述该患者术中麻醉管理要点及注意事项	8 分	—
(1) 患者为凶险性前置胎盘,术中可能短时间内大量失血,有创动脉血压监测,建立两条以上大口径外周静脉通路和/或双腔中心静脉通路,体温保护措施 (2) 如为硬膜外麻醉患者,应备好全麻药物,做好随时改全麻的准备 (3) 可预防性进行容量预充,备齐加压输液器,必要时可进行自体血回输,故需备好相应设备和白细胞过滤器 (4) 备齐所有抢救药品,静脉用及泵用去氧肾、去甲肾、肾上腺素、垂体后叶素等 (5) 新生儿抢救药品和物品 (6) 注意保护重要器官功能,适时进行血气分析,维持内环境稳定,避免低灌注 (7) 如发生大出血,适时准备成分输血,尽量避免凝血障碍,定期行 DIC 全套检查综合判断病情 (8) 胎盘植入术中应做好全子宫切除准备	每项 1 分	

续表

评分内容	满分	扣分
4．该胎儿娩出后1分钟Apgar评分8分,5分钟Apgar评分10分。请问什么是Apgar评分？1分钟和5分钟Apgar评分有何意义？	7分	—
Apgar评分是用于快速评估新生儿出生后一般状况的方法	1分	
Apgar评分由5项体征组成,包括心率、呼吸、肌张力、喉反射、皮肤颜色。每一项可分别授予分值0分、1分、2分,最终5项分值相加即为Apgar评分的分值	3分	
1分钟Apgar评分评估出生时状况,反映宫内的情况。但窒息新生儿不能等1分钟才开始复苏	1分	
5分钟Apgar评分反映复苏效果,与近期和远期预后关系密切	1分	
(考生说出5项体征后,若未提到具体评分内容,考官可提问:) 新生儿娩出后1分钟,心率90次/分,呼吸浅慢不规则,四肢稍屈曲,清理呼吸道时有咳嗽、恶心,身体红,但四肢青紫。此时1分钟Apgar评分为几分？		
1分钟Apgar评分为6分	1分	
5．该患者经产科医生徒手剥离胎盘,大部分胎盘已娩出,但剥离残留胎盘后见4 cm×1.5 cm植入,已穿透子宫浆膜层,部分达膀胱后壁浆膜层和浅表肌层,子宫出血呈汹涌样,此时胎盘剥离面严重渗血,失血>3000 mL,紧急行子宫全切术,同时,输入红细胞1600 mL,新鲜冰冻血浆900 mL,冷沉淀10.5 U,纤维蛋白原4 g,创面仍严重渗血。简述此时无法控制出血的原因	6分	—
(1) 消耗性凝血障碍 (2) 过度纤溶 (3) 稀释性凝血功能障碍 (4) 低体温 (5) 多输血综合征——血小板和凝血因子消耗殆尽 (6) 代谢改变——酸中毒	每条1分	
总计	30分	

题目解析及出题思路

本题题干为凶险性前置胎盘患者剖宫产手术麻醉,主要考查前置胎盘及麻醉的相关知识点。该类产妇可能面临短时间内大出血,为提高母婴生存概率,手术麻醉前的准备尤为关键。应提前行多学科会诊,完善检查明确诊断,麻醉医生也应对母婴进行充分评估(包括胎盘植入情况和胎儿情况等)。尤其是需要提前了解胎儿情况(至手术室时常合并早产或胎儿窘迫),以备新生儿抢救。除了做足充分的准备工作外,良好的术前医患沟通也尤为重要。

真 题 14

一、基本信息

现病史：患者，女性，88岁，因"摔倒致左下肢肿胀疼痛4天"入院。诊断为右股骨粗隆区骨折，拟手术：髓内钉内固定术。

既往史：高血压20年。糖尿病20余年。白内障手术史。平素可从事轻微室内活动，生活可自理。

查体：平车入室，血压156/89 mmHg，心率85次/分，呼吸频率20次/分。左下肢短缩畸形，患肢肿胀疼痛，被动体位，痛苦貌。入院后因患肢疼痛，睡眠饮食差。听力差，反应稍淡漠。

检查结果：

24小时动态心电图：窦性心律，房早117次，室早47次，交界性逸搏。

下肢彩超：动脉斑块形成，下肢肌间静脉血栓形成。

CT：多灶性脑梗死，脑萎缩。

心脏超声：左房不大，左室不大，右房不大，右室不大，室间隔基底段局限性隆起(18 mm)，二三间瓣形态、回声及开放尚可。多普勒：左室流出道前向血流增快 V_{max} 4.2 m/s，PG 70 mmHg。LVEF：77%。诊断为左室流出道狭窄，二尖瓣轻度反流。

检验结果：

血常规：WBC 6.1×10^9/L，RBC 3.6×10^{12}/L，Hb 102 g/L，Hct 30%，PLT 115×10^9/L。

血生化：白蛋白38.9 g/L，其余基本正常。BNP-pro：719 pg/mL（0~45 pg/mL）。

凝血象：正常。

二、要求的操作

略。

三、请回答以下问题

1. 结合该患者病史及辅助检查，请概述你对患者的病情判断，并简述你的麻醉方案。
2. 对患者拟行髂筋膜阻滞镇痛，请说出图中解剖名称。

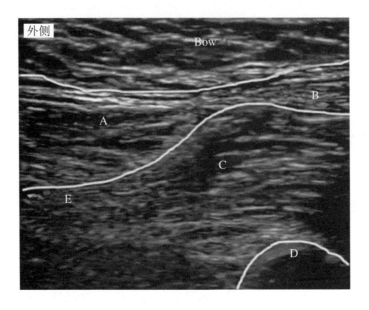

3. 患者麻醉诱导后(舒芬太尼 10 μg,依托咪酯 12 mg,罗库溴铵 30 mg),生命体征:血压 85/50 mmHg,心率 95 次/分,氧饱和度 100%,给予去甲肾上腺素 10 μg 后,生命体征如图,请说出你的研判。

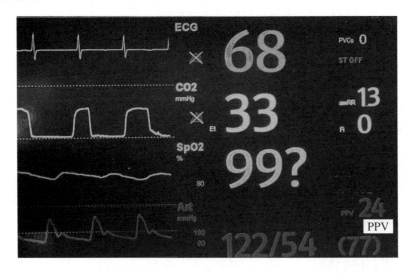

4. 患者过床后血压出现再次下降,此次多次给予去甲肾上腺素效果不佳。此时你的下级医生提出应用肾上腺素以及多巴胺,你的意见是什么?

5. 手术顺利结束,此时吸引器及纱布判断出血约 100 mL,外科医生认为无需输血,你的意见是什么? 依据是什么? 请根据围术期输血指南的具体意见简述。

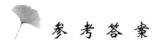

参考答案

病例口试评分表(30分)

口试评分标准以参考答案为准,若考生答题未涉及关键词,则该条得分为 0 分。

评 分 内 容	满分	扣分
1. 结合该患者病史及辅助检查,请概述你对患者的病情判断,并简述你的麻醉方案	9分	—
(1)患者高龄,合并症多,高血压,糖尿病,多灶性脑梗,ASA Ⅲ级	2分	
(2)患者存在<u>左室流出道狭窄</u>,通过流速和压差判断,属于<u>重度</u>,围术期发生心脏猝死的风险很大	2分	
(3)受伤 4 天,患肢肿胀疼痛,属下肢血栓高危人群,须确认病人有无进行相关措施(如是否应用低分子量肝素、D-二聚体、下肢彩超检查等)	2分	
(4)患者听力差,反应淡漠,配合度可能较差,也是术后谵妄和认知障碍的高危人群	1分	
心超表现符合流出道狭窄表现,围术期应保证足够的<u>前负荷</u>和维持适当的<u>后负荷</u>,鉴于椎管内阻滞会扩张外周血管,降低前后负荷,<u>所以,麻醉方式选择全麻为主更为合适</u>,亦可联合神经阻滞镇痛	2分	
2. 对患者拟行髂筋膜阻滞镇痛,请说出图中解剖名称	5分	—
A:缝匠肌	1分	
B:腹内斜肌	1分	
C:髂腰肌	1分	
D:髂前上棘	1分	
E:髂筋膜	1分	
3. 患者麻醉诱导后(舒芬太尼 10 μg,依托咪酯 12 mg,罗库溴铵 30 mg),生命体征:血压 85/50 mmHg,心率 95 次/分,氧饱和度 100%,给予去甲肾上腺素 10 μg后,生命体征如图,请说出你的研判	4分	—
容量不足	2分	
PPV 24%,脉压变异度(pulse pressure variation,PPV)是根据心肺交互作用的机制对患者容量状态进行评估,并判断患者的容量反应性的一种动态指标。如>13%,结合患者饮食差、淡漠,考虑患者存在容量不足	2分	
4. 患者过床后血压出现再次下降,此次多次给予去甲肾上腺素效果不佳。此时你的下级医生提出应用肾上腺素以及多巴胺,你的意见是什么?	5分	—

评 分 内 容	满分	扣分
下级医生的意见是错误的	2分	
患者心超表现符合流出道狭窄表现,围术期应保证足够的前负荷和维持适当的后负荷,适当补液,去甲/去氧肾上腺素应用较合适,而此类患者强心药则不宜应用	3分	
5. 手术顺利结束,此时吸引器及纱布判断出血约100 mL,外科医生认为无需输血,你的意见是什么?依据是什么?请根据围术期输血指南的具体意见简述	7分	—
(1) 患者需要输血,髓内钉内固定手术主要表现为内出血,此时仅吸引器及纱布即有出血约100 mL,结合患者术前Hb 102 g/L,Hct 30%,可见患者目前血红蛋白低于10 g/L,且患者高龄,合并高血压、心脏病,有输血指征	2分	
(2) 围术期输血指南建议: ① 血红蛋白＞100 g/L的患者围术期不需要输红细胞	1分	
② 以下情况需要输红细胞:血红蛋白＜70 g/L,以保证足够的氧输送;术前有症状的难治性贫血患者;心功能Ⅲ-Ⅳ级的心脏病患者(充血性心力衰竭、心绞痛)及对铁剂、叶酸和维生素B_{12}治疗无效者;术前心肺功能不全和代谢率增高的患者	3分	
③ 血红蛋白在70～100 g/L之间,根据患者心肺代偿功能、有无代谢率增高以及年龄等因素决定是否输红细胞	1分	
总计	30分	

题目解析及出题思路

本题题干为高龄患者股骨粗隆区骨折拟行髓内钉固定术,该类患者较为常见,麻醉管理的要点应熟练掌握。本题运用图示的方式对考生再现临床场景,更加贴近临床工作。题目中通过髂筋膜间隙的超声标准切面图片展示解剖结构,通过监护仪的照片展现患者术中真实状态,并逐一展开考查。这使得题干可考查的范围大大拓展。例如,本题中"髂筋膜间隙阻滞"可替换成腰丛、骶丛等下肢神经阻滞,如题干稍加更换,亦可考查上肢、躯干的神经阻滞,这需要考生增加日常积累,对经典、常见的神经阻滞超声标准切面中的解剖结构熟悉掌握。再例如,监护仪的照片中存在信息较多,PPV的数值并不显眼,极易忽略,造成漏诊,而本题正是考查考生对PPV的解读,错漏信息将全面失分,因此遇到此类图片研判的题目,考生应注意图片中的细节,尤其是文字无法直接展示的部分,如小字或波形形状等。

此外,本题中还在辅助检查中给出术前心脏超声结果,提示患者存在左室流出道狭窄,这要求考生合理规划考试时间,临场冷静,充分利用3分钟审题时间,切勿着急开始答题,忽略重要信息。另外,随着可视化技术的逐渐发展,床旁经胸、经食管心脏超声和肺超等在麻醉科中的应用逐渐普及,因此,相关图片和数据的解读亦有可能成为未来考试的难点,规培医生需要提前加强了解。

真 题 15

一、基本信息

现病史:患者,男性,65岁,因诊断"前列腺癌",行腹腔镜前列腺癌根治术,手术时长4小时,于13:00入麻醉复苏室。

既往史:高血压病史3年,正规服用药物,否认心脏病、糖尿病、脑血管疾病、精神疾病及呼吸系统疾病史。

查体:入手术室:55 kg,168 cm,血压120/76 mmHg,心率72次/分,呼吸频率12次/分,吸空气时SpO_2 98%。

检查结果:

心电图:窦性心律,心率78次/分。

肺CT:基本正常,多发肺结节。

上腹部CT:无异常。

检验结果:

血常规:Hb 132 g/L,RBC 4.2×10^{12}/L,PLT 198×10^9/L,WBC 5.2×10^9/L。

血生化:基本正常。

凝血象:正常。

二、要求的操作

略。

三、请回答以下问题

1. 入PACU后1小时,患者无自主呼吸,血压心率氧饱和度正常范围,意识仍未恢复。请问苏醒延迟的常见原因有哪些?

2. 请简述影响肌松药作用的围术期因素。

3. 患者手术时长4小时,术中肌松药用量罗库溴铵100 mg,顺式阿曲库铵5 mg,最后一次肌松用药距离手术结束30分钟,肌松监测TOF值0.7。请简述TOF值的意义。TOF值0.7如何解读?肌松监测的模式都有哪些?

4. 立即行血气分析,结果如下:pH 7.2,PaO_2 203 mmHg(吸入氧浓度 60%),$PaCO_2$ 75 mmHg,K^+ 4.0 mmol/L,Na^+ 135 mmol/L。请问结合检查结果,判断目前导致该患者苏醒延迟的最可能原因及病理生理基础。应该如何处理?

5. 请分别简述高碳酸血症和低碳酸血症对机体的影响。

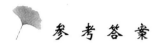

参考答案

病例口试评分表(30 分)

口试评分标准以参考答案为准,若考生答题未涉及关键词,则该条得分为 0 分。

评 分 内 容	满分	扣分
1. 入 PACU 后 1 小时,患者无自主呼吸,血压心率氧饱和度正常范围,意识仍未恢复。请问苏醒延迟的常见原因有哪些?	6分	—
(1) 麻醉药物(包括肌松药、阿片类、镇静药物)的残留	1分	
(2) 低体温	1分	
(3) 水、电解质代谢紊乱和酸碱平衡失调	1分	
(4) 低血糖或高血糖	1分	
(5) 重度贫血	1分	
(6) 中枢系统病变	0.5分	
(7) 二氧化碳蓄积	0.5分	
2. 请简述影响肌松药作用的围术期因素	5分	—
(1) 年龄:新生儿和高龄患者对肌松药较成人敏感	1分	
(2) 低温:低温延长肌松药的作用时间	1分	
(3) 吸入麻醉药:氟类吸入麻醉药可延长肌松药的作用时间	1分	
(4) 合并神经肌肉疾病:如重症肌无力	1分	
(5) 其他:如酸中毒、低钾、低钙、高钠等以及抗生素、局麻药、钙通道阻滞剂等	1分	
3. 患者手术时长 4 小时,术中肌松药用量罗库溴铵 100 mg,顺式阿曲库铵 5 mg,最后一次肌松用药距离手术结束 30 分钟,肌松监测 TOF 值 0.7。请简述 TOF 值的意义? TOF 值 0.7 如何解读?肌松监测的模式都有哪些?	8分	—
TOF 是指肌松监测时使用4个成串刺激模式,TOF 值是指T4/T1 的值,TOF 是最常用的监测模式,可以在手术室内全程使用,TOF 值可以作为判断肌松恢复的指标	4分	
TOF 值 0.7 显示存在残余肌松,目前,普遍认为TOF 值≥0.9 是肌松恢复比较充分的标准,此时才可以拔管	2分	

续表

评 分 内 容	满分	扣分
肌松监测的模式包括<u>4个成串刺激</u>、<u>单刺激</u>、<u>强直刺激</u>、<u>强直刺激后单刺激计数</u>,以及<u>双短强直刺激</u>等	2分 (答出4项即可)	
4. 立即行血气分析,结果如下:pH 7.2,PaO_2 203 mmHg(吸入氧浓度60%),$PaCO_2$ 75 mmHg,K^+ 4.0 mmol/L,Na^+ 135 mmol/L。请问结合检查结果,判断目前导致该患者苏醒延迟的最可能原因及病理生理基础。应该如何处理?	3分	—
(1) 导致苏醒延迟的最可能原因是<u>二氧化碳蓄积所致的高碳酸血症</u>	1分	
(2) 病理生理基础是<u>二氧化碳麻醉</u>	1分	
(3) 处理方法:镇静状态下<u>机械通气</u>,增加潮气量,增加呼吸频率,监测呼吸末<u>二氧化碳</u>,复测血气分析;但应尽量避免过快的二氧化碳排出,否则可能会导致二氧化碳脑病	1分	
5. 请分别简述高碳酸血症和低碳酸血症对机体的影响	8分	—
(1) 低碳酸血症对机体的影响和危害包括: ① 可使<u>脑血管收缩</u>、脑血流降低,<u>颅内压相应下降</u>,当二氧化碳分压降至20 mmHg以下时有使脑组织缺血缺氧的危险 ② 可使<u>氧离曲线左移</u>,P50下降,不利于组织获氧,导致细胞缺氧 ③ 由于对中枢和外周的化学感受器的刺激减弱,可致使<u>呼吸抑制</u>,这在麻醉过程中表现尤为明显 ④ 可引起<u>血钾下降</u>,一般二氧化碳分压每下降10 mmHg时血清钾可降低0.5 mmol/L,但二氧化碳分压降至20 mmHg时血钾不再继续下降	4分	
(2) 高碳酸血症对机体的影响主要包括以下几个方面: ① 对<u>呼吸系统</u>的影响,包括增加分钟通气量 ② 对<u>心血管系统</u>的影响,增加心输出量,心跳过速,高血压 ③ 对<u>中枢神经系统</u>的影响,包括增加脑血流、头痛、脑水肿 ④ 严重的高碳酸血症可使正常机体出现心肌抑制和心律失常、昏迷等	4分	
总计	30分	

题目解析及出题思路

本题题干为腔镜前列腺癌根治术患者麻醉,该类手术的围术期注意事项包括但不限于:

1. 老年患者有多项合并症的术前评估及处理。

2. 该类手术由于实行腹膜外气腹,或者为达芬奇手术,术中极易发生高碳酸血症,由长时间气腹导致的难以排解的高碳酸血症常是困扰麻醉医生的一个临床难题,这部分内容在真题8和19中也有涉及,临床工作中应及时与外科医生沟通,权衡利弊,在尽力保证手术顺利进行的前提下,也要适时考虑患者的自身因素,与外科团队共同为患者做出决策。

3. 本题还考查了肌松监测的相关知识点,如哪些监测项目常用于肌松恢复期,哪些监测项目常用于深肌松监测,以及相关监测项目的具体数值解读等。

4. 肌松残余的处理和注意事项等。

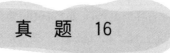

真 题 16

一、基本信息

现病史:患者,女性,59岁,因"全髋置换术后1年髋部疼痛",诊断为假体松动,拟行全髋翻修术。患者1年前在外院行全髋置换术,术前检查发现心脏瓣膜病(自述不详),行椎管内麻醉,术后顺利出院,术后髋部仍然疼痛,近2月疼痛加重,要求入院手术治疗。

既往史:1年前发现心脏瓣膜病,自述无症状,近1年因髋部疼痛,活动量少,偶有活动后胸闷。未正规服用任何药物,否认糖尿病、脑血管疾病、精神疾病及呼吸系统疾病史。

查体:50 kg,160 cm,血压120/76 mmHg,心律不齐,心率112次/分,呼吸频率16次/分,吸空气时SpO_2 96%。

检查结果:

心电图:房颤律,平均心室率118次/分。

超声心动图:二尖瓣狭窄,左室射血分数60%。

肺CT:多发肺结节。

检验结果:

血常规:WBC 5.2×10^9/L,Hb 132 g/L,RBC 4.2×10^{12}/L,PLT 110×10^9/L。

血生化:基本正常。

凝血象:D-二聚体2.2 mmol/L,其余正常。

二、要求的操作

略。

三、请回答以下问题

1. 请简述二尖瓣狭窄的分级。该患者二尖瓣瓣口面积为$0.8 \ cm^2$,属于哪级?
2. 请简述二尖瓣狭窄的病理生理特征。结合该患者的诊断,还需关注患者心超检查的哪些指标以及其他临床和实验室指标?
3. 如何对该类患者实施麻醉?请问麻醉中的注意事项有哪些?

4. 该患者需要行中心静脉穿刺，请简述中心静脉置管的常用穿刺部位，以及每个穿刺部位的优缺点。

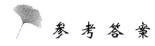
参 考 答 案

病例口试评分表(30分)

口试评分标准以参考答案为准，若考生答题未涉及关键词，则该条得分为0分。

评 分 内 容	满分	扣分
1. 请简述二尖瓣狭窄的分级。该患者二尖瓣瓣口面积为0.8 cm²，属于哪级?	4分	—
(1) 轻度>1.5~2.0 cm² (2) 中度 1~1.5 cm²(1分) (3) 重度<1 cm²	2分	
该患者属于重度狭窄	2分	
2. 请简述二尖瓣狭窄的病理生理特征。结合该患者的诊断，还需关注患者心超检查的哪些指标以及其他临床和实验室指标?	9分	—
(1) 病理生理：二尖瓣狭窄，阻碍了左室舒张期心室的充盈，导致左房淤血、左房压力增高、左房增大，长期的左房压力增高导致肺静脉压力增加、肺淤血，致肺动脉压力增高，导致右心衰	3分	
(2) 还需关注的指标或检查包括： ① 左房大小 ② 有无肺动脉高压 ③ 有无右心增大、右心衰的依据：根据心超和心电图、胸片以及临床症状，有无肝大、双下肢水肿、颈静脉怒张等	6分	
3. 如何对该类患者实施麻醉?请问麻醉中的注意事项有哪些?	9分	—
(1) 避免心动过速 房颤患者术前可应用洋地黄类或β受体阻滞剂控制心室率<100次/分，诱导时艾司洛尔与去氧肾上腺素或去甲肾上腺素联合使用降低心率	2分	
(2) 慎用血管扩张药	2分	
(3) 避免任何加重肺动脉高压的因素如缺氧、高碳酸血症、呛咳等	2分	
(4) 麻醉诱导尽量缓慢	2分	
(5) 维持电解质平衡，控制液体入量	1分	
4. 该患者需要行中心静脉穿刺，请简述中心静脉置管的常用穿刺部位，以及每个穿刺部位的优缺点	8分	—

评 分 内 容	满分	扣分
（1）<u>颈内静脉</u>：优点是解剖位置固定，有容易识别的体表标志，穿刺发生并发症的概率小；缺点是患者活动颈部时有不适疼痛等，如为后入路则可以减少此类不适	3分	
（2）<u>锁骨下静脉</u>：优点是感染发生率低，清醒患者舒适度高于颈内静脉；缺点是穿刺并发症如<u>气胸血胸</u>的风险较高	3分	
（3）<u>股静脉</u>：缺点是感染、<u>血栓</u>发生率高，易损伤股静脉、股神经，不作为首选	2分	
总计	**30分**	

 题目解析及出题思路

本题题干为合并心脏瓣膜疾病患者的麻醉，考生应掌握各种瓣膜疾病的患者的术前评估要点，要学会结合患者的心超报告（心腔大小，血流动力学参数等）、症状及外科手术疾患综合评定，这一点非常考验考生的综合能力。如病例 A，一位 80 岁的老年患者合并重度主动脉瓣关闭不全，诊断为肺癌，拟行肺叶切除术；病例 B，一位 30 岁的患者合并重度主动脉瓣关闭不全，诊断为髋骨关节炎，拟行全髋置换术；两位患者的术前决策是不一样的。二尖瓣狭窄作为我国常见的瓣膜疾病，其病理生理特点是需要考生掌握的。除上述题目外，其他可以考查的知识点还包括其他瓣膜疾病，但不限于：

1. 二尖瓣关闭不全的病理生理特点和麻醉管理要点。
2. 主动脉瓣膜狭窄/关闭不全的病理生理特点和麻醉管理要点等。

真 题 17

一、基本信息

现病史：患者，男性，79 岁，因"行走不稳，头晕头痛 1 月余"入院，诊断为右颈内动脉狭窄，狭窄率达到 90%，拟行右颈内动脉内膜剥脱术。

既往史：高血压 10 年，口服美托洛尔缓释片 11.875 mg qd，氯沙坦钾 1 片 qd，血压控制可。冠心病 3 年，1 年前行冠脉支架置入术，置入支架 2 枚，现口服阿司匹林 1 片 qn，氯吡格雷 1 片 qd、瑞舒伐他汀 1 片 qn。

查体：身高 166 cm，体重 62 kg，血压 138/77 mmHg，心率 75 次/分，呼吸频率 20 次/分。

检查结果：

心电图：窦性心律。

UCG 及颈动脉彩超：左房增大，中度二尖瓣反流，轻度肺动脉瓣反流，心律不齐，双侧颈动脉硬化，右侧大量斑块形成，部分管腔重度狭窄。

颅脑及肺 CT：右侧大脑半球缺血性改变（Ⅰ2-Ⅱ1 期）；慢支样改变，肺气肿表现。

24 小时动态 ECG：窦性心律；偶见交界性逸搏；室早 774 次，成对 3 次；房早 2100 次，成对 92 次。

检验结果：

血常规：WBC 8.1×10^9/L，RBC 3.8×10^{12}/L，Hb 102 g/L，Hct 32%，PLT 151×10^9/L。

血生化：基本正常。

DIC 全套：PT、APTT、TT 正常，Fib 4.34 g/L，D-二聚体 2.6 mg/L。

二、要求的操作

略。

三、请回答以下问题

1. 若术前你去访视患者，需关注哪些情况？关于患者目前的用药，有何交代？
2. 颈动脉内膜剥脱术麻醉管理的重点是什么？
3. 患者入室后，常规监测，全麻诱导顺利，血压 105/70 mmHg，心率 66 次/分，SpO$_2$ 100%，外科医生开始手术，在游离颈动脉时，心率突然下降至 43 次/分，并进一步下降至 35 次/分，心电图出现多发室性早搏，血压 85/50 mmHg。

请问出现该情况是什么原因？如何处理？简述其生理意义。

4. 麻醉医生能为该患者提供哪些脑保护措施？
5. 手术结束控制呼吸送患者入麻醉复苏室，6 分钟后患者呼吸恢复、呛咳，予以拔除气管导管，拔管后患者烦躁，反复说"不行！我得走！"不停翻身，甚至要下手术床，予以言语安慰无法缓解，予以立即制动的同时静脉给予丙泊酚、小剂量镇痛药，约 20 分钟后患者再次清醒，神志清楚，对答切题。以上症状均消失。请问你考虑患者发生了什么情况？常见诱因是什么？

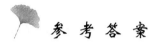

参考答案

病例口试评分表(30分)

口试评分标准以参考答案为准,若考生答题未涉及关键词,则该条得分为 0 分。

评 分 内 容	满分	扣分
1. 若术前你去访视患者,需关注哪些情况?关于患者目前的用药,有何交代?	4 分	—
(1) 需关注: ① 动脉粥样硬化多为全身性、进行性加重,常合并冠心病,关注 ECG 和 UCG,评估心肺功能;近期有无心肌梗死、脑梗死发作,有无其他栓塞性疾病 ② 术前需注意血压管理	2.5 分	
(2) 目前用药: ① 氯沙坦钾为 ARB 类降压药,和 ACEI 类降压药一样,长期服用有发生顽固性低血压的可能,手术当日需停药 ② 使用他汀药物有可能改善预后,术前已使用者可继续使用 ③ 阿司匹林如无禁忌,可不停用	1.5 分	
2. 颈动脉内膜剥脱术麻醉管理的重点是什么?	4 分	—
血管开放前要维持正常偏高的血压,维持足够的脑灌注	2 分	
血管开放后控制血压和心率,减少出血	1 分	
同时要求术后较快清醒以判断是否发生神经功能异常	1 分	
3. 患者入室后,常规监测,全麻诱导顺利,血压 105/70 mmHg,心率 66 次/分,SpO$_2$ 100%,外科医生开始手术,在游离颈动脉时,心率突然下降至 43 次/分,并进一步下降至 35 次/分,心电图出现多发室性早搏,血压 85/50 mmHg。请问出现该情况是什么原因?如何处理?简述其生理意义	10 分	
(1) 原因:手术刺激颈动脉窦压力感受器,引起颈动脉窦反射,经窦神经传入延髓心血管神经中枢的冲动增加,引起心血管交感神经抑制,迷走神经兴奋,出现心率减慢和血压下降	3 分	
(2) 处理: ① 通知手术医生立刻停止手术 ② 静脉注射阿托品(胆碱能 M 受体拮抗剂)提升心率 ③ 必要时静脉注射麻黄碱等升压药提升血压 ④ 如心率、血压正常后仍有室性早搏,可予以胺碘酮或利多卡因 ⑤ 让外科医生在颈动脉窦附近常规注射 2% 利多卡因 1~2 mL,后续手术操作时动作轻柔	5 分	

评 分 内 容	满分	扣分
(3) 生理意义:这是一种负反馈调节,在心排量、外周阻力、血量等发生突然变化时,快速调节保持动脉血压的相对恒定	2分	
4. 麻醉医生能为该患者提供哪些脑保护措施?	6分	—
(1) 维持 $P_{ET}CO_2$ 在正常范围:高碳酸血症扩张脑血管改善血供但有窃血效应,可引起对侧脑半球血管扩张,加重同侧脑缺血。低碳酸血症脑灌注会减少 (2) 控制血糖在正常范围 (3) 维持血压在正常或稍高水平 (4) 血管开放后即刻头部抬高 10°~20°,减轻脑组织水肿 (5) 血液稀释:脑缺血时理想的血细胞比容约为 30%,应避免 Hct 过高 (6) 术前 2 天、术中和术后用尼莫地平静脉泵注以扩张脑血管,增加脑血供 (7) 麻醉选择有脑保护作用的静脉麻醉药丙泊酚 (8) 术中静脉注射地塞米松 10 mg,稳定细胞膜 (9) 血管分离完毕静脉内注射肝素 (10) 必要时头部低温至 34 ℃:不推荐常规使用,恢复期寒战会增加心肌氧耗致心肌缺血	6分 (每条1分,答满6条即可)	
5. 手术结束控制呼吸送患者入麻醉复苏室,6 分钟后患者呼吸恢复、呛咳,予以拔除气管导管,拔管后患者烦躁,反复说"不行!我得走!",不停翻身,甚至要下手术床,予以言语安慰无法缓解,予以立即制动的同时静脉给予丙泊酚、小剂量镇痛药,约 20 分钟后患者再次清醒,神志清楚,对答切题。以上症状均消失。请问你考虑患者发生了什么情况?常见诱因是什么?	6分	—
(1) 全麻苏醒期谵妄或躁动	1分	
(2) 常见诱因: 直接原因:苏醒过快但苏醒不全 ① 麻醉药物:吸入麻醉药发生率高	5分 (每项0.5分,共5分)	
② 术前用药:适量镇痛药超前镇痛有助于降低发生率。抗胆碱类药物发生率高 ③ 年龄:高龄患者发生率高 ④ 精神状态:入室前紧张焦虑情绪、有神经精神疾病者,情绪化易冲动和不善交际等性格的患者发生率高 ⑤ 手术种类:创伤大、时间长的手术、眼耳鼻喉头颈部手术、呼吸道、乳腺及生殖系统手术发生率高 ⑥ 各种不良刺激:疼痛、尿潴留、吸痰操作、导管操作是最直接诱因 ⑦ 肌松药物残留作用 ⑧ 既往有酒精、阿片类药物成瘾者发生率高	5分 (每项0.5分,共5分)	

评 分 内 容	满分	扣分
⑨ 长期服用抗抑郁药物、长期服用会减少去甲肾上腺素和5-羟色胺重摄取,阻断乙酰胆碱受体和组胺受体者 ⑩ 有脑器质性病变、血管疾病者发生率高,需排查颅脑器质性病变	5分 (每项 0.5分, 共5分)	
总计	30分	

题目解析及出题思路

本题题干为常见的大血管手术之一——颈动脉内膜剥脱术的麻醉,这类患者有逐渐增多的趋势,其管理也有特殊性。且该类患者的管理在大血管手术中具有普适性,对于住培学员来说是需要掌握的知识点。其他可能考查的高阶的内容还包括(但不限于)动脉夹层或动脉瘤涉及的腔内隔绝术麻醉管理要点。

真 题 18

一、基本信息

现病史:患者,女性,32岁,孕39周,G_1P_0,拟行子宫下段剖宫产术。
既往史:妊娠糖尿病,饮食控制。否认手术史。
查体:身高159 cm,体重102 kg,BMI 40.3 kg/m²,血压145/86 mmHg,心率75次/分,呼吸频率20次/分。心肺听诊未见明显异常。双下肢轻度水肿。
检验结果:
血常规:WBC 5.1×10^9/L,RBC 4.6×10^{12}/L,Hb 102 g/L,Hct 31%,PLT 148×10^9/L。
血生化:空腹血糖5.9 mmol/L,其余基本正常。
凝血象:基本正常。

二、要求的操作

略。

三、请回答以下问题

1. 请简述筛查睡眠呼吸暂停综合征患者的 STOP-BANG 评分细则。
2. 针对该类患者病情特点,你应该如何进行气道管理?
3. 产妇入室,常规监测,开放外周静脉通路,予以椎管内麻醉备全身麻醉,请问该产妇在麻醉实施和管理中需要注意什么?
4. 产妇硬膜外穿刺置管顺利,固定导管后,产妇由侧卧改为平卧,经硬膜外导管给药(1%利多卡因+0.375%罗哌卡因)3 次,每次间隔 5 分钟,测麻醉平面 T_4,产科医生准备洗手上台,产妇诉胸闷、恶心,观之面色苍白,血压由 138/87 mmHg 降至 85/56 mmHg,心率由 78 次/分升至 102 次/分。请问此时患者发生了什么情况?发生的原因是什么?如何处理?
5. 假设该产妇胎儿娩出后因麻醉效果欠佳,麻醉医生改用喉罩全麻,缝皮发现口腔胃管反流大量胃液,SpO_2 下降至 90%,立即改为气管插管,经纤支镜检查发现气管内有疑似胃内容物,此时外科医生建议气管内进行碳酸氢钠灌洗吸引。

请你判断发生了什么情况?打算采取哪些措施?

参考答案

病例口试评分表(30 分)

口试评分标准以参考答案为准,若考生答题未涉及关键词,则该条得分为 0 分。

评 分 内 容	满分	扣分
1. 请简述筛查睡眠呼吸暂停综合征患者的 STOP-BANG 评分细则	6 分	—
(1) 是否大声打鼾	1 分	
(2) 是否日间困倦、嗜睡	1 分	
(3) 家属或陪伴人是否发现有呼吸暂停	1 分	
(4) 是否有高血压	1 分	
(5) 体重指数是否超过 35 kg/m²	0.5 分	
(6) 年龄是否>50 岁	0.5 分	
(7) 颈围是否>40 cm	0.5 分	
(8) 是否男性	0.5 分	
该评分,≥3 个问题回答是,OSAHS 高危;<3 个问题回答是,OSAHS 低危		
2. 针对该类患者病情特点,你应该如何进行气道管理?	4 分	—
该患者肥胖加怀孕,氧储备功能明显下降,如需全麻,需充分预氧合	1 分	

评 分 内 容	满分	扣分
需考虑困难气道的可能并做好充分准备	1分	
该类产妇时反流误吸高危人群,应选择气管插管管理气道	1分	
还应考虑到气道充血水肿的因素,建议选择细一号的气管导管	1分	
3. 产妇入室,常规监测,开放外周静脉通路,予以椎管内麻醉备全身麻醉,请问该产妇在麻醉实施和管理中需要注意什么?	6分	—
(1) 穿刺置管失败率高于普通产妇,坐位屈曲体位有助于判断脊柱中线和硬膜外腔位置,穿刺成功率较高,但改变体位时背部软组织位移,容易硬膜外导管脱出 (2) 蛛网膜下腔阻滞后可能会出现难以预料的广泛局麻药物扩散,局麻药物需减量 (3) 硬膜外局麻药的扩散,阻滞平面与BMI和体重成正比,与身高无关 (4) 病态肥胖产妇通常能耐受高平面感觉神经阻滞,感觉阻滞平面过高者并不一定出现明显的呼吸窘迫感,但应予以关注 (5) 无论禁食禁饮时间是否足够,均需按饱胃状态处理 (6) 椎管内麻醉穿刺失败改全身麻醉时,应评估是否有困难气道,准备可视喉镜,如需清醒插管,可出现儿茶酚胺释放血压升高,对子宫血流产生不利影响,可提前行表面麻醉。双管喉罩可作为通气备选 (7) 及时扩容,改变体位,必要时给升压药预防和治疗仰卧位低血压 (8) 做好新生儿抢救准备	6分 (每条1分,答出6条即可)	
4. 产妇硬膜外穿刺置管顺利,固定导管后,产妇由侧卧改为平卧,经硬膜外导管给药(1%利多卡因 + 0.375%罗哌卡因)3次,每次间隔5分钟,测麻醉平面T_4,产科医生准备洗手上台,产妇诉胸闷、恶心,观之面色苍白,血压由138/87 mmHg 降至 85/56 mmHg,心率由78次/分升至102次/分。请问此时患者发生了什么情况?发生的原因是什么?如何处理?	8分	—
(1) 仰卧位低血压综合征	2分	
(2) 原因: ① 下腔静脉回流受阻:仰卧位时增大的子宫压迫下腔静脉,回心血量减少,右心房压下降、心排量减少,导致血压下降心率增快 ② 血管阻力下降:硬膜外麻醉阻断交感神经节前纤维,使麻醉平面以内的血管发生扩张,血液瘀滞,减少回心血量和心排量,导致血压下降心率增快 ③ T_6 以上平面可阻滞心脏交感神经,心肌收缩力下降,心率减慢,更易发生仰卧位低血压 ④ 局麻药可使腹部肌肉和盆腔肌肉肌力减弱,从而减弱子宫周围肌肉、韧带对子宫的支撑作用,加重妊娠子宫对下腔静脉的压迫	4分	

续表

评 分 内 容	满分	扣分
（3）处理： ① 用手向左推举子宫，或把手术台向左倾斜 15°～30°，或垫高产妇右髋部，使向左侧倾斜 20°～30° ② 保持呼吸道通畅，面罩吸氧 ③ 及时清除呕吐物，防止误吸 ④ 及时处理低血压，上肢外周静脉适当输液，可使用胶体液，必要时根据血压下降和心率增快的程度选择使用血管活性药，维持血流动力学稳定 ⑤ 尽早取出胎儿/尽量缩短胎儿娩出时间，做好抢救新生儿的准备 ⑥ 在采取应对措施的同时，呼叫帮助	2分	
5．假设该产妇胎儿娩出后因麻醉效果欠佳，麻醉医生改用喉罩全麻，缝皮发现口腔胃管反流大量胃液，SpO_2 下降至 90%，立即改为气管插管，经纤支镜检查发现气管内有疑似胃内容物，此时外科医生建议气管内进行碳酸氢钠灌洗吸引。请你判断发生了什么情况？打算采取哪些措施？	6分	—
（1）这种做法是错误的，因为可加重误吸，并导致肺部碱性烧伤	3分	
（2）应立即机械通气（呼气末正压等）缓解低氧；纤支镜下辅助吸引胃液；并立即启用抗生素治疗	3分	
总计	30分	

题目解析及出题思路

本题题干为妊娠糖尿病合并病态肥胖患者行剖宫产术。妊娠糖尿病或糖尿病合并妊娠均需要严格监测和调控餐前餐后血糖，如未低于目标值（5.3 mmol/L 和 6.7 mmol/L）则极易出现病态肥胖和巨大儿。除上述题目外，其他可以考查的知识点还包括病态肥胖患者的麻醉、糖尿病患者的麻醉、急诊手术的麻醉及新生儿抢救等方面，但不限于：

1．术前评估要点（血糖、酮体、心肺功能的评估、降糖药物的应用等）。
2．术中血糖的监测与调控。
3．低血糖的临床表现与治疗。
4．酮症酸中毒的病理生理特点与治疗。
5．高渗性昏迷的病理生理特点与治疗。
6．饱胃患者的处理。
7．电解质异常的识别与治疗等。

真 题 19

一、基本信息

现病史：患者，男性，48岁，因"高血压控制不佳，发现右肾上腺占位2月余"入院，诊断为右肾上腺占位，嗜铬细胞瘤可能。拟行腹腔镜下右侧肾上腺占位切除术。

既往史：发现血压高，最高值可达190/90 mmHg，服用缬沙坦，控制不佳。2型糖尿病病史1年余，否认手术史。

查体：身高175 cm，体重75 kg，神志清楚，血压180/80 mmHg，心率59次/分，呼吸频率20次/分。张口度3指，马氏分级Ⅲ级，双肺未闻及明显干湿性啰音。

检查结果：

心电图：窦性心律，心率60次/分，ST段变化。

肺部CT：双肺未见明显异常。

腹部CT：右肾上腺占位，58 mm×64 mm，与周围血管界限不清，嗜铬细胞瘤（？）。

心超：左房偏大，左室偏大（LVEDV 60 mm），左室舒张功能下降，LVEF 42%。

检验结果：

血常规：WBC $3.1×10^9$/L，RBC $3.4×10^{12}$/L，Hb 147 g/L，PLT $150×10^9$/L。

血生化：血糖8.1 mmol/L，余未见明显异常。

凝血象：未见明显异常。

二、要求的操作

略。

三、请回答以下问题

1. 请问嗜铬细胞的典型临床症状有哪些？如需要明确是否为嗜铬细胞瘤，还需要进行哪些检查可帮助明确诊断？

2. 结合患者的病史及辅助检查结果，请概述你对该患者的总体病情评估，并简述嗜铬细胞瘤患者术前准备充分的标准。

3. 患者入室后微汗、轻微颤抖，局麻下行桡动脉、颈内静脉穿刺，常规全麻诱导后，准备置入喉镜时，血压快速上升，达到200/110 mmHg，加深麻醉后，血压持续增加至280/130 mmHg。此刻考虑患者发生了什么？如何预防及处理？

4. 外科医生选择经腹膜后入路腔镜肾上腺肿瘤切除术，手术进行到1小时，气道压力

28 cmH$_2$O,呼气末二氧化碳 68 mmHg,患者前胸出现皮下气肿。请问可能原因有哪些？你该如何处理？

5. 瘤体切除后,患者可能面临哪些问题？说明可能的原因及处理方法。

参 考 答 案

病例口试评分表(30 分)

口试评分标准以参考答案为准,若考生答题未涉及关键词,则该条得分为 0 分。

评 分 内 容	满分	扣分
1. 请问嗜铬细胞的典型临床症状有哪些？如需要明确是否为嗜铬细胞瘤,还需要进行哪些检查可帮助明确诊断？	6 分	—
(1) 多表现为<u>心悸、头痛、多汗典型的三联征</u>(3 分) 突然出现的头痛、出汗、体重下降、<u>阵发性高血压</u>、面色苍白、心悸、<u>空腹血糖增加</u>等	3 分	
(2) 明确诊断的检查： ① 首选 <u>24 小时尿甲氧基肾上腺素类物质</u>(metanephrines,MNs)或血浆游离 MNs 测定,MNs 为儿茶酚胺在肿瘤中的代谢产物 ② 其次为<u>血或尿儿茶酚胺测定</u>,其相关检查有助于明确肿瘤分泌儿茶酚胺的类型,对后续儿茶酚胺补充治疗有重要指导意义 ③ 影像学检查：<u>胸腹腔和盆腔</u> CT <u>或</u> MRI 有助于评估肿瘤大小、是否浸润,及其与周围结构的关系	3 分	
2. 结合患者的病史及辅助检查结果,请概述你对该患者的总体病情评估,并简述嗜铬细胞瘤患者术前准备充分的标准	6 分	—
(1) 术前总体评估： ① 患者高血压控制不佳,病情符合肾上腺占位的特点,<u>明确诊断还需进行上述一系列检查</u> ② 患者占位较大,且位于右侧,与周围血管界限不清,须警惕<u>术中损伤大血管引起的大出血</u>,应备好静脉通路和血制品,自体血回输等 ③ 心超显示左房、左室偏大,EF 值偏低,要警惕儿茶酚胺性心肌病,术前应停用长效抗高血压药物和 β 受体阻滞剂,补液扩容须密切监测,<u>防止出现心衰</u>	4 分	
(2) 术前准备充分的标准： ① <u>血压和心率达标,有体位性低血压</u>；一般认为,坐位血压应低于 120/80 mmHg,<u>立位</u>收缩压高于 90 mmHg；坐位心率为 60~70 次/分,立位心率为 70~80 次/分；可根据患者的年龄及合并的基础疾病作出适当调整 ② <u>术前 1 周心电图无 ST-T 段改变,室性期前收缩<1 次/5 分钟</u>	2 分	

续表

评 分 内 容	满分	扣分
③ <u>血管扩张,血容量恢复</u>:红细胞压积降低,体重增加,肢端皮肤温暖,出汗减少,有鼻塞症状,微循环改善 ④ 高代谢症群及糖代谢异常得到改善	2分	
3. 患者入室后微汗、轻微颤抖,局麻下行桡动脉、颈内静脉穿刺,常规全麻诱导后,准备置入喉镜时,血压快速上升,达到 200/110 mmHg,加深麻醉后,血压持续增加至 280/130 mmHg。此刻考虑患者发生了什么?如何预防及处理?	7分	—
(1)患者可能发生了<u>高血压危象</u>	1分	
(2) 预防: ① 术前充分抗焦虑,清醒时有创操作前给予适度的镇痛镇静 ② 术中与手术医师充分沟通及交流,肿瘤分离、牵拉和挤压前需密切观察血压波动,及时处理 ③ 避免使用引起儿茶酚胺释放的药物如吗啡、氟哌利多、琥珀胆碱等	3分	
(3) 处理(血压超过原水平 1/3 或达到 200 mmHg 时): ① 分析、排除诱发原因 ② 采取降压措施,可用<u>酚妥拉明</u>快速降压,也可应用其他降压药物如<u>硝普钠</u>、硝酸甘油、乌拉地尔、拉贝洛尔等 ③ 在足够使用 α 受体阻滞剂后,可考虑使用 β 受体阻滞剂控制心动过速或其他心律失常	3分	
4. 外科医生选择经腹膜后入路腔镜肾上腺肿瘤切除术,手术进行到 1 小时,气道压力 28 cmH_2O,呼气末二氧化碳 68 mmHg,患者前胸出现皮下气肿。请问可能原因有哪些?你该如何处理?	5分	—
(1) 原因: ① 最可能原因为手术时间过长,腹膜后<u>二氧化碳吸收过多</u> ② 但也可能出现了<u>气胸或/纵隔气肿</u>	2分	
(2) 处理(此为开放性问题,以下为参考答案): ① 此时可以行<u>血气分析</u>,如动脉血 CO_2 逐渐高,且通过过度通气无法下降,则建议外科加快手术进程 ② 动脉血 CO_2 超过 70 mmHg,易出现<u>二氧化碳麻醉</u>,导致血压下降,严重酸中毒,此时应及时中转开腹 ③ 如血压下降无法维持,氧合下降,常提示气胸等严重情况,需听诊或床旁超声明确诊断,必要时采取紧急措施	3分	
5. 瘤体切除后,患者可能面临哪些问题?说明可能的原因及处理方法?	6分	—

续表

评 分 内 容	满分	扣分
(1) <u>低血压</u>:患者术后血液儿茶酚胺水平迅速降低,术前残余α受体阻断效应的存在,外周血管收缩功能的减退(对血管收缩剂不敏感),甚至术后<u>低血容量</u>等,可能导致严重的低血压甚至休克。严密监测下的<u>容量治疗</u>,联合持续泵注<u>去甲肾上腺素或血管升压素</u>维持血压;考虑肾上腺功能减退可使用糖皮质激素	3分	
(2) <u>低血糖</u>:可能是由于瘤体切除后体内<u>肾上腺素水平下降</u>或由于体内反射性<u>胰岛素水平升高</u>。低血糖可导致术后患者嗜睡或苏醒延迟。出现低血糖时应及时补充葡萄糖;对有2型糖尿病的患者,应及时根据血糖情况调整胰岛素或口服降糖药的用量	2分	
(3) <u>高血压</u>:多为体内儿茶酚胺未完全代谢或瘤体残留所致。若患者高血压持续超过一周,可能由<u>容量负荷过大、肿瘤未切除干净、原发性或肾性高血压或医源性原因</u>(例如意外结扎肾动脉)所致。对液体过负荷所致的血压升高,合理调整输液速度和容量,加强利尿剂的使用,血压可逐渐恢复正常	1分	
总计	30分	

题目解析及出题思路

本题题干为腹腔镜下肾上腺肿物切除术患者,实际仍然是"腔镜"+"嗜铬细胞瘤"的组合题干。对题干稍加改动后,亦可考查其他功能性肿瘤(皮质醇增多症或醛固酮增多症)的相关知识点和麻醉要点。无论是哪种类型的功能性肿瘤,均有高血压的表现,即便是无功能的腺瘤,临床上仍推荐进行有创动脉压的监测,避免隐匿的嗜铬细胞瘤,另外,肾上腺组织周围大血管较多(包括腹主动脉、肾动静脉、腹腔干、下腔静脉等),如占位较大,亦是发生意外大出血的高危手术,术前须与外科医生确定相关信息,避免侧卧位下术中出现未预料的大出血而发生建立中心静脉通路困难的情况。此外,腔镜手术的麻醉管理考查点还包括但不限于:

1. 人工气腹压力对呼吸、循环、肾脏等生理功能的影响。
2. 腹腔镜手术中体位改变对呼吸、循环等生理功能的影响。
3. 麻醉方式的选择,以及药物的选择和应用。
4. 腔镜手术严重并发症识别及防治等。

真 题 20

一、基本信息

现病史：患者，女性，10岁。患儿2年前体检发现脊柱侧弯，佩戴肢具治疗无好转，全脊柱MRI提示：胸腰段脊柱呈"S"形侧弯，$T_{3\sim4}$椎体右侧形态欠规整。诊断为少儿型特发性脊柱侧弯，拟在全身麻醉下行"后路法脊柱侧弯三维矫形术"。

既往史：5年前全麻下行"斜视矫正术"，手术顺利；否认其他慢性病史、输血史，否认药物过敏史。

查体：身高143 cm，体重38 kg，神清，胸腰段脊柱生理弯曲改变伴畸形。体温36.5 ℃，心率64次/分，呼吸20次/分，血压98/62 mmHg。

检查结果：
心电图：窦性心律不齐，电轴右偏。

检验结果：
血常规：WBC 10.2×10^9/L，Hb 138 g/L，PLT 203×10^9/L。
凝血象：APTT 41.4秒，其余无特殊。
血生化：未见明显异常。

二、要求的操作

略。

三、请回答以下问题

1. 简述该患儿麻醉前评估的要点。
2. 针对该手术的围术期多学科血液保护的措施有哪些？
3. 该患儿拟进行自体血回输，请问自体血回收的禁忌证有哪些？
4. 在此例患儿的麻醉中如何实现脊髓保护？
5. 手术进行60分钟后，发现心率125次/分、$P_{ET}CO_2$ 59 mmHg（更换钠石灰，检查回路正常仍未下降），患儿体温38.5 ℃。你此时考虑最可能的原因是什么？基于此原因应该做出哪些处理？

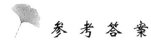

参 考 答 案

病例口试评分表(30分)

口试评分标准以参考答案为准,若考生答题未涉及关键词,则该条得分为0分。

评 分 内 容	满分	扣分
1. 简述该患儿麻醉前评估的要点	8分	—
(1)气道的评估:评估患儿是否存在胸廓畸形、气道移位,评估患儿头颈活动度、张口度、马氏分级、甲颏距离等,综合判断是否存在困难气道的情况 (答对3个即得3分)	3分	
(2)心肺功能的评估:根据患儿Cobb's角的大小、是否存在胸廓畸形等,初步判断心肺受压情况;根据运动耐量、肺活量、血气分析等评估患儿呼吸储备功能 (答对2个即得2分)	2分	
(3)是否合并其他发育异常:是否合并先天性心脏病、神经系统发育异常等	1分	
(4)与手术医师及时沟通,根据手术范围判断手术时间、出血量及备血情况 (答对1个即得1分)	1分	
(5)询问家族史:排除过敏史、恶性高热家族史等	1分	
2. 针对该手术的围术期多学科血液保护的措施有哪些?	5分	—
(1)术前:根据手术预计出血情况以及患者一般情况,采取筛查纠正贫血、多脏器功能改善、预存式自体输血或急性等容血液稀释	2分	
(2)术中:可以应用控制性降压等技术减少出血,应用回收式自体输血技术,尽量减少异体输血	2分	
(3)术后:通过纠正凝血功能等方法减少出血	1分	
3. 该患儿拟进行自体血回输,请问自体血回收的禁忌证有哪些?(考官可以进一步发问:产科大出血可以进行自体血回收和回输吗?注意事项?)	6分	
(1)血液流出血管外超过6小时	1分	
(2)怀疑流出的血液含有癌细胞	1分	
(3)怀疑流出的血液被细菌、粪便或羊水等污染	1分	
(4)镰刀状红细胞病患者	0.5分	
(5)流出的血液严重溶血	0.5分	
以往的观点认为产科的自体血回输易造成羊水栓塞等并发症,近年的循证医学认为,产科的自体血回输并不会造成并发症的增加,加用白细胞过滤器可安全地回输给患者	2分	

续表

评 分 内 容	满分	扣分
4. 在此例患儿的麻醉中如何实现脊髓保护？	5分	—
(1) 术中配合使用<u>神经电生理监测</u>：宜在麻醉深度监测下使用全凭静脉麻醉，<u>少用、不用吸入性全麻药物和肌松药</u>	2分	
(2) 在可能发生脊髓操作损伤的时段（截骨、置棒、矫形阶段），通过维持<u>血流动力学稳定</u>（MAP 维持在 90 mmHg）来维持<u>脊髓灌注</u>	2分	
(3) 避免<u>过度的血液稀释</u>，缩短<u>血红蛋白（Hb）低于 70 g/L 的时间，及时输注红细胞</u>，维持内环境稳定 （答对 1 个关键词即得 1 分）	1分	
5. 手术进行 60 分钟后，发现心率 125 次/分、$P_{ET}CO_2$ 59 mmHg（更换钠石灰，检查回路正常仍未下降），患儿体温 38.5 ℃。你此时考虑最可能的原因是什么？基于此原因应该做出哪些处理？	6分	—
(1) 考虑最可能的原因是：<u>恶性高热</u>	1分	
处理： ① 停止接触触发药物：<u>关闭吸入麻醉药、更换呼吸管路、最大流量的纯氧通气</u>、正常通气量的 2~3 倍、必要时更换麻醉机 （答对 2 个关键词即得 2 分）	2分	
② 对症处理：立即使用冰块、冰盐水、冰帽、冷风机<u>降低体温</u>，纠正电解质紊乱和<u>心律失常</u>，<u>肾脏保护</u>（大量输注晶体液持续冲刷肾小管、适当利尿、必要时肾脏替代治疗）、<u>抗凝治疗</u>（小剂量肝素） （答对 2 个关键词即得 2 分）	2分	
③ 积极联系特效药物<u>丹曲林</u> （答对 1 个关键词即得 1 分）	1分	
总计	**30分**	

 题目解析及出题思路

本题题干为少儿型特发性脊柱侧弯拟行后路法脊柱侧弯三维矫形术。少儿型特发性脊柱侧弯患者常合并心肺功能不全及其他脏器发育异常。除上述题目外，其他可以考查的知识点包括但不限于：

1. 困难气道的管理。
2. 控制性降压技术的应用。
3. 特发性脊柱侧弯患者的病理生理特点。

第四章　第三站真题详解

真 题 1

一、基本信息

患者曹××,女性,33岁,体检发现胆囊息肉,拟行腹腔镜下胆囊切除术,术前辅助检查基本正常。

麻醉方案:喉罩全麻。

请考生对其进行完整的术前访视及麻醉相关体格检查,并做术前必要告知(不要求签署知情同意书)。

二、请回答以下问题

1. 医患关系问题。
2. 科室之间沟通问题。

患者前一晚洗澡受凉,目前出现咽痛、流涕,无发热、咳嗽,两肺呼吸音清。手术医生坚持手术,你应该如何应对?

3. 其他问题。

由考官即兴设计问题,此问题计分低,仅考查考生临场能力。

4. 考生对未来的职业规划。

由考官即兴设计问题,此问题计分低,仅考查考生工作态度。

三、必备技能

1. 徒手心肺复苏。
2. 除颤。

考生材料解读:

第三站主要考查考生的面试沟通技巧,包括医患沟通和医医沟通、考官对考生即兴提问(对未来的职业规划等),最后有两项必备的操作技能:徒手心肺复苏和电除颤。

每站30分钟,考官宣读指令2分钟,考生阅读考生材料3分钟。答题时间25分钟,请考生注意分配答题时间。

第一部分是患者基本信息,包含了患者的一般情况、现病史、既往史、辅助检查、麻醉方案等,请考生注意阅读考生材料,获取信息后开始医患沟通询问病史,切记不要遗漏体格检查,如对气道的评估、相应疾病的专科检查。

第二部分为答题部分,共4个方面:

(1) 第1题是医患沟通,其实这一部分是在第一部分问病史中由SP主动提问的,数量不定。可在考生问病史过程中,问到相关病史时主动提问,也可在全部问题问完后再提问。注意不要被打断问病史思路。

(2) 第2题是科室沟通题,也是麻醉医生与外科医生的沟通。第3题也算是科室沟通题的一部分。

(3) 该问题设计为患者出现问题影响麻醉,考生如何与手术医生沟通。考官扮演手术医生,会设置一些困难或障碍(提出的问题作为第3题)。

(4) 第4题是考官询问考生对未来的职业规划或对麻醉热点的看法等,可能会即兴提问。

第三部分考查两项必备操作技能:心肺复苏和电除颤。

 SP 材料

病例摘要(SP 用)

1. 基本情况	患者曹××,女性,33岁,体检发现胆囊息肉,拟行腹腔镜下胆囊切除术 **SP就诊状态**:模拟的年龄范围33岁,女性,中上经济地位,衣着外表符合上述社会角色。精神良好,术前1日下午,轻微焦虑
2. 现病史	
3. 相关病史	**既往史**:2年前做过腹腔镜卵巢囊肿手术 **个人史**:患者系银行职员,无吸烟史,偶尔饮红酒,平素不常去医院

SP 脚本

	医　　生	患　　者
1. 问候及患者信息确认	您好！我是××医生,您是曹××吗?	是的
	是明天手术吧?	是的
2. 现病史	请问您知道是什么手术吗?	是胆囊手术
	请问您这次住院是因为什么原因?	体检发现胆囊息肉,医生讲容易恶变
	平时身体怎样?	挺好的
	有慢性疾病吗?	没有
	有高血压吗?	没有
	有心脏问题吗?	没有
	有没有支气管炎?	没有
	有药物过敏或者其他食物东西过敏吗?	没有
3. 相关病史	之前做过手术吗?	2年前做过腹腔镜卵巢囊肿手术
		上次手术后我吐得好厉害,这次是不是也会吐啊?（2分）
	是吗,那很有可能你这次也会吐,您平时容易晕车吗?	是的,容易晕车
	平时抽烟吗?	不抽烟
	经过评估,您是属于术后恶心呕吐的高危人群,而且腹腔镜的手术也容易发生恶心呕吐,您放心,针对您的情况,我们会采取一系列的预防措施,但我们也不能保证您术后完全不吐	哦哦,我知道了
	平时喝酒吗?	偶尔喝点红酒
	最近有没有感冒发烧?	没有
	今晚注意不要着凉了,手术当天要是感冒了,需要停手术	哦,知道了
4. 评估气道	请张开嘴(估计张口度)	
	有没有假牙?	有
	假牙可以拿掉吗?	拿不掉,固定的
	有没有活动的牙齿?	没有
	请尽量头后仰(观察颈部活动度,甲颌间距)	
	请左右活动颈部(观察颈部活动度)	

续表

医 生	患 者
您明天是第一台手术,晚上12点后就不要吃东西了	
明早起来可以刷牙,漱口	好的
	医生,我好紧张啊,手术危险吗?(2分)
您放心,这只是个微创手术,我们医院每年都做上千例这种手术,放心吧,很安全的,手术也很快	
	我好怕疼,听说你们不用镇痛泵(1分)
您手术后腹部有3~4个1 cm左右的刀口,刀口一般不会太痛的,因为您是属于日间手术,医保规定不能用镇痛泵,您放心,外科医生会给你切口打局麻,术后疼痛也会用止痛药的	好的,我知道了
	我好不容易请了假,后面是国庆节长假,这次不做,后面请假很困难。医生,你还是帮我做掉吧!

(第5行首列:5. 其他)

参考答案及解析

第一部分:与SP的沟通交流。

首先是术前的访视。记住问病史的步骤:核对患者—询问现病史(拟施手术、部位、住院原因等)—既往史和相关病史(注意既往史要一个一个去问,不要怕麻烦,而且要问清楚合并症控制的情况)—必要的体格检查(心肺听诊,四肢情况,如椎管内穿刺、动静脉穿刺的穿刺部位检查等)—评估气道情况(麻醉专业的特点,记住必须评估,该部分为得分点之一)—术前注意事项(详细告知降压药、降糖药等药物的续用和停用问题,术前禁食水等)—医患沟通问题(由SP主动提问),考查医患沟通的能力。

考试大纲中有评分表,这里不再重复,仅将SP与沟通交流的评分表做一细化,完整完成所有术前方式内容该项满分5分,评分表如下,考生可参考评分表内容提高术前访视的完整度。

术前访视要点评分表(5分)

观 察 要 点	满分	扣分
手术方式,手术部位,患者信息核对	1分	
患者合并疾病,用药情况询问	1分	
手术史,过敏史,个人史	1分	
困难气道评估(张口度,假牙等,颈椎活动度,甲颌间距)马氏评分	1分	
术前必要的告知(麻醉方法,禁食水,动静脉穿刺等)	1分	

第二部分:SP与考官提问。

第1题就是SP主动提问,分值5分,每个问题的分值会在考官材料中有标注。

第2题是科室沟通题,主要考查的是医医沟通,需注意该部分无标准答案,言之有理即可得分。考题附参考答案,但考官可根据考生回答的内容来自行评分,分值5分。笔者认为合理的答案是尽可能地引用指南或专家共识,有理有据表达自己的观点,不应受考官扮演的外科医生的影响做出妥协,如果外科医生不接受考生给出的意见建议,考生可以提出请上级麻醉医生或科主任处理。

第3题考官会即兴提问,作为"其他问题",考查考生的情绪控制和应变能力,一般在科室沟通题中一起考查,考官会扮演"难缠"的外科医生,考生需注意不要受到影响而使用情绪化的词语。

第4题考查考生的职业规划或者对目前麻醉热点问题的见解。考官材料中附了一些问题,但考官也可以即兴提问,分值5分。第4题参考问题:

(1)你是研究生还是规培生?今后的职业打算是什么?职业规划是什么?

(2)麻醉科临床工作繁忙,现在很多三级医院对科研要求较高,在晋升方面也有科研要求,你如何看待临床和科研任务之间的关系?

(3)我们在临床工作中,经常在术前访视碰到一些患者,需要进一步检查和评估,这时就碰到外科医生不愿意停手术的矛盾,请问你所在的医院是如何处理这种情况的?你自己的看法。

(4)你如何看待麻醉护士这一职业?你认为麻醉护士能进手术间实施麻醉管理吗?

(5)你了解国家的"两个同等对待"政策吗?你是如何看待这项政策的(面向社会招收的住院医师如为普通高校应届毕业生的,其住培合格当年在医疗机构人员招聘、职称晋升、岗位聘用、薪酬待遇等方面,与临床医学、中医专业学位硕士研究生同等对待)?

(6)你如何看待国家的规培政策?如何保证其可持续发展?

第三站虽主要考查考生的沟通和应变能力,人文素养,但同样也可考查考生的专业知识,即如何应用专业知识和进展,和患者、协作科室进行沟通,取得彼此的理解和尊重。例如此题中主要考查考生对术后恶心呕吐高危因素的了解,在了解的基础上才可以得到后续的信息,以便于患者沟通。其次考查考生的医学人文素养,要始终保持同理心,同理心表现在对患者手术罹患疾病的关注,让患者感受到对其手术安危的重视,要注意安抚患者焦虑情绪;另外医疗的决策受地域、文化、经济背景影响深远,更受国家政策影响,考生通过三年的规培,要充分理解和接受这一现象,本题最后考查了术后镇痛泵的应用与否这一环节,也是出于这个目的。

参考答案:根据中国麻醉学指南和专家共识(2020 版)中麻醉前访视和评估专家共识的建议:如果是普通感冒引起的上呼吸道感染仅有轻微症状,比如流清涕,可按计划进行手术,但是麻醉医生要做好预防喉痉挛和支气管痉挛等并发症的准备。对于有明显呼吸道感染的感冒病人,指南建议在症状消失 2~4 周后再行择期手术。

该患者目前有咽痛、流涕,但无发热咳嗽,两肺呼吸音清,属于仅有轻微症状,可与患者或家属沟通风险后(麻醉手术后出现症状加重如咽喉疼痛、痰多,甚至发热等)再行麻醉手术。也需与外科医生沟通,麻醉风险问题以及术后需外科医生需配合的事项(患者原为日间病房,如是否需要更换病房,术后关注患者呼吸道情况、化痰止咳抗病毒抗感染对症治疗等)。如遇沟通困难,可咨询上级麻醉医师指导。

真 题 2

一、基本信息

患者刘××,女性,32 岁,诊断孕 38^{+5} 周,G_3P_1,拟行子宫下段剖宫产术。孕 32 周左右出现头晕不适症状,到医院就诊发现血压高,140~150/90~95 mmHg,诊断为妊娠期高血压。未予药物治疗,平时注意休息,加强监测血压。一天前突然出现阴道流血伴腹痛,急诊入院就诊,检查血压 170/110 mmHg,诊断为胎盘早剥,目前阴道流血停止,拟行子宫下段剖宫产术。

麻醉方案:硬膜外麻醉。

请考生对患者进行相关的麻醉前病史询问及体格检查,并与患者进行必要的沟通和术前风险告知(不要求签署知情同意书)。

二、请回答以下问题

1. 医患关系问题(由 SP 代为提问)。
2. 科室之间沟通问题(可由另一名考官扮演外科医生)(此部分无标准答案,请考官根据考生应变能力综合打分)。

如果患者突发胎心加快,产科医生要求紧急行剖宫产术,催促你抓紧上麻醉,此时您应该做哪些工作?

3. 其他问题。

由考官即兴设计问题,此问题计分低,仅考查考生临场能力。

4. 考生对未来的职业规划。

由考官即兴设计问题,此问题计分低,仅考查考生工作态度。

三、必备技能

略。

SP 材料

病例摘要(SP 用)

1. 基本情况	患者刘××,女性,32 岁,诊断孕 38^{+5} 周,G_3P_1,妊高征合并胎盘早剥,拟急诊行子宫下段剖宫产术 **SP 就诊状态**:模拟的年龄范围 30 岁左右,孕妇,目测体重较大,高枕左侧卧位,精神状态轻度焦虑,对答切题,术前 1 日下午访视时,病房正在静脉输液
2. 现病史	孕 32 周左右出现头晕不适症状,到医院就诊发现血压高,140~150/90~95 mmHg 左右,诊断为妊娠期高血压。未予药物治疗,平时注意休息,加强监测血压。一天前突然出现阴道流血伴腹痛,急诊入院就诊,检查血压 170/110 mmHg,诊断为胎盘早剥,目前阴道流血停止,拟行子宫下段剖宫产术
3. 相关病史	**既往史**:无手术麻醉史;无明确药物食物过敏史;无过敏性鼻炎、哮喘病史;无结核、肝炎等传染病史;无家族性遗传病史 **个人史**:无吸烟饮酒史,无毒物接触史

SP 脚本

	医　　生	患　　者
1. 问候及患者信息确认	您好!我是××医生,您是刘××吗?	是的
	是准备急诊剖宫产手术吧?	是的
2. 现病史	请问您以前怀孕生产过吗?	5 年前我生过一个男孩
	在怀孕之前,您平时身体状况如何?	还好,基本正常
	有没有生过什么病或者做过什么手术?	没有
	那您这次怀孕期间有什么不适吗?比如心慌气促等	怀孕后期的确有点气接不上来的感觉,我觉得孕妇都是这样吧,休息休息就好了
	高血压是什么时候发现的?	大概 32 周

续表

	医　生	患　者
2. 现病史	高血压平时是怎么治疗的？	当时看医生量血压140～150/90～95 mmHg,给我开了降压药,但是医生说我这个血压可以暂时不用吃药,先注意休息,定期监测血压,看血压情况,如果高压超过160或者低压超过110,就让我吃药还要我住院
	那您平时监测血压怎么样？	140～160 mmHg都有,但是我害怕降压药对小孩发育有影响,就没吃过(伤心难过状)
	您这次出现阴道流血出血量大不大？	我觉得也不算少了,住院后医生就给我查血了,说有些贫血
	最近有没有头痛、恶心、眼花、抽搐这样的症状？	没有
	住院以后医生让你口服降压药还是输液？	好像给我吊的硫酸镁
3. 了解有无先兆子痫症状,药物治疗情况	请问您有没有药物或食物过敏史,以及过敏性鼻炎、哮喘病史？	没有
	有没有长期服用的药物,包括精神类药物？	没有
	您腰部有没有受过伤？或者有没有腰腿痛、腰椎间盘突出的病史啊？	这些我都没有
	有没有药物或食物过敏史？	没有
	问完病史后,我会对您腰部进行体格检查,因为可能会在腰部穿刺实施椎管内麻醉	
		医生,那这是不是就是半麻？会不会疼啊？(焦虑疑惑状)(2分)
	具体采取半麻还是全麻,我们会根据您的身体状况和手术要求来实施的,请您放心,无论采取哪种麻醉,都不会让您感到痛苦的！	

续表

	医　　生	患　　者
3. 了解有无先兆子痫症状,药物治疗情况		**好的好的,那谢谢医生了!我还想问个问题,如果选全麻,对我肚子里的宝宝会不会有影响啊?(3分)**
	我们现在选择的全麻药都是超短效、代谢很快的药物,而且我们也会把握给药的时机,所以一般来说,不会对孩子有不良影响	好,那我就放心了
4. 既往史	但是你现在的情况如不及时剖宫产,孩子会有发生窒息的可能	嗯嗯,这个医生也和我讲过了
	最近有没有感冒咳嗽?	没有
	你最后一次吃东西是什么时候?包括吃任何东西和喝水	我最后一次吃东西到现在有5~6小时了,2小时前喝了一杯水
	那你从现在开始任何东西都不能吃,因为你是急诊手术,随时准备好了就要进手术室手术的	好的,我懂了
5. 评估气道	请张开嘴(估计张口度)	
	有没有假牙或活动的牙齿?	没有
	请尽量头后仰(观察颈部活动度,甲颌间距)	
	请左右活动颈部(观察颈部活动度)	
6. 体格检查	量血压,听心率	
	观察腰背部穿刺部位是否有畸形或感染	
	观察下肢有无水肿	

参考答案及解析

　　这套真题是考生对妊高征合并胎盘早剥急诊剖宫产手术的产妇的术前访视,主要考查考生对妊高征合并胎盘早剥手术的特点是否了解,是否知道询问产妇妊娠期高血压药物治疗情况,是否知道评估产妇存在先兆子痫,以及对产妇做必要的体格检查、禁食水要求等。

对于产妇(SP病人)主动提问的两个问题,考查考生对该特殊病种的熟悉情况,胎盘早剥剖宫产有可能需要实施全身麻醉,还需要了解全麻药物对胎儿的影响。

科室沟通题,进一步考查考生对全麻剖宫产的了解情况,尽可能减少全身麻醉药物对胎儿的影响。

参考答案:积极做好麻醉前准备工作:孕妇全麻插管和药物准备以及新生儿抢救物品准备等,<u>嘱手术医生消毒铺巾完毕,手持手术刀,才开始全麻诱导</u>(如未答到划线部分,酌情扣分)。

真 题 3

一、基本信息

患儿曹××,女性,14岁,诊断为右股骨骨巨细胞瘤,拟行病灶清除术,术前体格检查及辅助检查均正常,术前访视患儿时,患者母亲担心全身麻醉影响患者智力,要求上"半身"麻醉,但是患儿本人由于恐惧害怕,坚持要上全身麻醉。此时,作为主麻医生,你该如何处理此类情况?

请考生对患儿进行相关的麻醉前病史询问及体格检查,并与患儿进行必要的沟通,与家属进行术前风险告知(不要求签署知情同意书)。

二、请回答以下问题

1. 医患关系问题(由SP代为提问,可由另一名考官扮演患者父母)。
2. 科室之间沟通问题(可由另一名考官扮演外科医生)(此部分无标准答案,请考官根据考生应变能力综合打分)。

患儿入室后,麻醉前询问禁食水情况时,患儿说接她进手术室前喝了病房护士发的一瓶"补液水",外科医生要求上麻醉,请问你要如何应对?

3. 其他问题。

由考官即兴设计问题,此问题计分低,仅考查考生临场能力。

4. 考生对未来的职业规划。

由考官即兴设计问题,此问题计分低,仅考查考生工作态度。

三、必备技能

略。

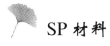

SP 材料

病例摘要（SP 用）

1. 基本情况	患儿曹××，女性，14岁，诊断为右股骨骨巨细胞瘤，拟行病灶清除术，术前体格检查及辅助检查均正常 **SP 就诊状态**：良好，看到医生轻度焦虑。模拟14岁，女性，初三学生，着装外表符合前述社会角色。精神良好，手术前病房，轻微焦虑
2. 相关病史	**既往史**：无 **个人史**：无

SP 脚本

	医　　生	患　　者
1. 问候及患者信息确认	您好！我是××医生，您是曹××吗？	是的
2. 现病史	请问您知道是什么手术吗？	腿上手术
	哪条腿？	右腿
	请问您这次住院是因为什么原因？	跑步腿疼
3. 相关病史	平时身体怎样？	好
	有慢性疾病吗？	没有
	有没有什么先天性的疾病？	没有
	有家族史吗？	没有
	有药物过敏或者其他食物东西过敏吗？	没有
	最近有没有感冒发烧？	没有
	今晚注意不要着凉了，手术当天要是感冒了，需要停手术	哦，知道了
4. 评估气道	请张开嘴（估计张口度）	
	有没有假牙？	没有
	有没有活动的牙齿？	没有
	请尽量头后仰（观察颈部活动度，甲颏间距）	
	请左右活动颈部（观察颈部活动度）	
	观察脊柱有无畸形	

续表

医　生	患　者
您明天是第一台手术,晚上12点后就不要吃东西了。明早起来可以刷牙、漱口	好的
	(患者)我好害怕啊,手术会疼吗?(2分)
小妹妹放心,手术要上全身麻醉的,不会疼的,睡一觉起来手术就好了	
	(患者母亲)要上全麻啊,听讲全麻对智力有影响,不是可以打半麻吗?(2分)
	(患儿)我不要上半麻!我要上全麻!
全麻很安全的,您说的对智力有影响目前国际上最权威的研究证实并没有充分的证据。而且您孩子已经过了神经系统发育的时期,全麻不会对她有影响的。您放心吧。而且她以后结婚生孩子,可能还需要剖宫产,那时需要半麻,硬膜外麻醉如果打多了,效果会下降。所以我认为最佳的麻醉方案是全麻	
	(患儿)那我术后会不会疼啊?(1分)
术后可以给个镇痛泵,疼痛也会缓解很多的	
	好的

（表格左侧合并单元格：5.其他）

 参考答案及解析

这份真题是考生对小儿手术的术前访视,考查考生对小儿麻醉的了解,重视大小孩的诉求的同时,完成与大小孩及其父母(或监护人)的沟通。缓解患儿术前焦虑,解除患儿父母对麻醉影响智力是否有影响的顾虑,这也是常考知识点之一。

科室沟通题考查加速康复外科(ERAS)理念,根据中国加速康复外科临床实践指南(2021):术前推荐口服含碳水化合物的饮品,通常在术前10小时饮用12.5%碳水化合物饮品 800 mL,术前 2 小时饮用≤400 mL。护士发给患儿的"补液水"应是碳水化合物饮品,该患儿在入手术室前才口服,禁水时间不到 2 小时,应该和外科医生、患儿家属沟通禁食水时间不足的风险(如反流误吸、低氧血症、肺炎、ARDS 等风险)并暂缓手术。

真 题 4

一、基本信息

患者张××,男性,45 岁。双髋部疼痛 5 年余,右侧疼痛明显,加重 1 年。诊断为双髋骨关节炎,拟行右侧全髋关节置换术。

既往史:合并强直性脊柱炎十余年,口服药物,控制可,头颈部活动困难,睡眠后打鼾。

检查结果:

腰椎 CT:双髋骨关节炎,腰椎退行性变。

请考生对患者进行相关的麻醉前病史询问及体格检查,并与患者进行必要的沟通和术前风险告知(不要求签署知情同意书)。

二、请回答以下问题

1. 医患关系问题(由 SP 代为提问)。
2. 科室之间沟通问题(可由另一名考官扮演外科医生)(此部分无标准答案,请考官根据考生应变能力综合打分)。

该患者入室发现频发室早,血压正常,心率 80 次/分,血气分析示血钾 3.1 mmol/L,此时该如何处理?

3. 其他问题。

由考官即兴设计问题,此问题计分低,仅考查考生临场能力。

4. 考生对未来的职业规划。

由考官即兴设计问题,此问题计分低,仅考查考生工作态度。

三、必备技能

略。

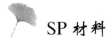

SP 材料

病例摘要(SP 用)

1. 基本情况	患者张××,男性,45岁,诊断为双髋骨关节炎,拟行右侧全髋关节置换术 **SP 就诊状态**:模拟的年龄范围40岁左右,男性,初中教师,中等经济地位,衣着外表符合上述社会角色。精神尚可,饱受强直性脊柱炎的困扰,活动困难,睡觉需枕高枕头,睡眠打鼾
2. 现病史	**主诉**:双髋部疼痛5年余,加重1年 **现病史**:双髋部疼痛5年余,右侧疼痛明显,加重1年 **腰椎 CT**:双髋骨关节炎,腰椎退行性变
3. 相关病史	**既往史**:强直性脊柱炎十余年,口服药物,控制可;无明确药物过敏史;无结核、肝炎等传染病史 **个人史**:患者系初中教师,无吸烟史,偶尔饮酒,平素不常去医院

SP 脚本

	医 生	患 者
1. 问候及患者信息确认	您好!我是××医生,您是张××吗?	是的
	是明天手术吧?	是的
2. 现病史	请问您知道是什么手术吗?	是右边腿(指髋部)
	请问您这是住院是因为什么原因?	走路两边疼(指髋部),这一年加重了
3. 相关病史	平时身体怎样?	不好,腿也不好,腰也不好,老是疼
	腰怎么不好?	早上起床身体僵硬,活动后好一些。受凉后腰痛加剧,大约持续有5年了
	腰能弯吗?	深呼吸肋骨疼痛,弯腰受限,能触摸到膝盖以下 10 cm 左右,感觉脊柱紧绷绷的
	走路怎么样?	大腿根酸疼,走路用不上劲,有点跛
	有医生说你这是啥病吗?	在当地医院做了 CT,医生说是强直性脊柱炎
	吃的什么药?	吃过抗风湿药,效果不好
	睡觉的时候能平躺吗?	不能,晚上睡觉要枕2~3个枕头
	睡觉时候打呼吗?	打呼,白天要是累了,打呼还会自己憋醒
	有没有其他慢性疾病了?	没有了
	有药物过敏或者其他食物东西过敏吗?	没有

续表

	医　　生	患　　者
3. 相关病史	平时抽烟吗？	不抽烟
	喝酒吗？	偶尔喝点酒
	有没有支气管炎？	没有
	是否咳嗽，有痰吗？	没有
	最近有没有感冒发烧？	没有
	今晚注意不要着凉了，手术当天要是感冒了，需要停手术	哦，知道了
4. 评估气道	请张开嘴（估计张口度）	啊……（张口度基本正常）
	有没有假牙？	没有
	有没有活动的牙齿？	没有，但有一颗牙掉了，缺了一颗（右下倒数第二颗牙齿缺如）
	请尽量头后仰（观察颈部活动度，甲颌间距）	（后仰困难）呦呦呦，不行了，只能这么多了
	请左右活动颈部（观察颈部活动度）	（活动困难）不照不照，也动不了……
5. 其他	跟您说一下，你这个强直性脊柱炎，脖子动不了，麻醉气管插管有难度，明天我们要给您做清醒下气管插管，需要您的配合	
		啥，插管是干什么的……(2分)
	就是从鼻子和嘴巴里面放一根管子进去，手术时候连接呼吸机，给你通气	
		那不是难受死了……我不能不知道吗？(2分)
	在麻醉状态下插管，您可能有生命危险，您放心，我们会给您用药，尽量减少您的痛苦的。您要理解我们啊，主要是为了保证您的安全	
		喔，医生你要轻一些，我怕疼，还怕死
		医生，拜托你了。还有手术时千万不要让我疼啊……(1分)

续表

	医　　生	患　　者
5. 其他	我们尽量轻柔,减少您的痛苦,请放心,后面插管的时候,您睡着了,啥都不知道了	
	您明天是第一台手术,晚上12点后就不要吃东西了	好的
	明早起来可以刷牙、漱口	好的

参考答案及解析

这份真题是考生对有强直性脊柱炎拟行全髋置换术的患者的术前访视,考查考生对有强直性脊柱炎病史的患者全身麻醉的了解,该类患者存在困难气道,这也是常考知识点之一。重点考查考生在术前访视时是否知道需要告知患者清醒插管的注意事项和必要性;体格检查时是否注意评估气道。对明确有困难气道的患者,务必告知其病情,并叮嘱患者在今后的就医过程中告知为其接诊的麻醉医生,这点是非常必要的。

科室沟通题考查考生对择期手术低钾血症频发室早突发情况的处理,这种情况下是否需要暂缓手术、待补钾正常后再行择期手术,或停手术,这是临床常遇到的突发状况,具体处理应视具体情况分析,对上述已经出现心律失常的低钾血症,建议应补钾后再完成手术。

参考答案:该患者是择期手术,建议暂缓手术。患者目前低钾血症,需补钾后复查血钾正常后再手术。频发室早常在血钾正常后消失。与外科医生沟通,若沟通不畅,可让上级麻醉医生到场指导。

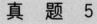

真 题 5

一、基本信息

患者赵××,女性,43岁,身高165 cm,体重约70 kg。初中文化水平。因车祸伤,诊断为骨盆骨折(保守治疗),右股骨干闭合骨折(已手术),右胫腓骨开放性骨折(已手术),拟行右小腿清创加VSD更换术,既往体健,近1个月有三次手术史,分别为右胫骨牵引加胫腓骨骨折清创加外固定支架术、右股骨干骨折开放复位加钢板内固定术、右小腿清创加VSD安装术。术前辅助检查基本正常,轻度贫血。

术前访视患者时,患者诉第一次和上次手术时均出现术中知晓,第一次感觉到疼痛,上次手术感觉到医生动腿,听到手术医生谈话,患者重度焦虑,担心再次知晓。此时,作为主麻醉医生,你该如何处理此类情况?

请考生对患者进行相关的麻醉前病史询问及体格检查,并与患者进行必要的沟通和术前风险告知(不要求签署知情同意书)。

二、请回答以下问题

1. 医患关系问题(由 SP 代为提问)。

2. 科室之间沟通问题(可由另一名考官扮演外科医生)(此部分无标准答案,请考官根据考生应变能力综合打分)。

如果外科医生担心费用问题,要求您给患者打神经阻滞,你应该如何应对?

3. 其他问题。

略。

4. 考生对未来的职业规划。

略。

三、必备技能

略。

 SP 材料

病例摘要(SP 用)

1. 基本情况	患者赵××,女性,43 岁,身高 165 cm,体重约 70 kg。初中文化水平 **SP 就诊状态**:模拟的年龄范围 40 多岁女性,初中文化水平,衣着外表符合上述社会角色。精神差,手术前病房,重度焦虑
2. 现病史	因车祸伤,诊断为骨盆骨折(保守治疗),右股骨干闭合骨折(已手术),右胫腓骨开放性骨折(已手术),拟行右小腿清创加 VSD 更换术,既往体健,近 1 个月有三次手术史,分别为右胫骨牵引加胫腓骨骨折清创加外固定支架术(急诊)、右股骨干骨折开放复位加钢板内固定术,右小腿清创加 VSD 安装术
3. 相关病史	**既往史**:无明确药物过敏史;无结核、肝炎等传染病史 **个人史**:无吸烟饮酒史,平素不常去医院

SP 脚本

	医 生	患 者
1. 问候及患者信息确认	您好！我是××医生,您是赵××吗?	是的
2. 现病史	请问您明天手术吗?	是的
	哪个地方,做什么手术?	右腿,医生讲是清创
	您之前做过多次手术吧?	是哦,做了三次
3. 相关病史	这次是什么原因受伤的?	车祸
	确实是挺严重的,放心这次手术后慢慢会好的	我受大罪了
	之前身体怎么样?	身体挺好的
	有没有高血压、心脏病等?	都没有
	做过手术吗?	之前没有
	有糖尿病吗?	没有
	有心脏问题吗?	没有
	有没有支气管炎?	没有
	有药物过敏或者其他食物东西过敏吗?	没有
	平时抽烟吗?	不抽烟
	喝酒吗?	不喝酒
	最近有没有咳嗽发烧?	没有
4. 评估气道	请张开嘴(估计张口度)	
	有没有假牙?	没有
	有没有活动的牙齿?	没有
	请尽量头后仰(观察颈部活动度,甲颌间距)	
	请左右活动颈部(观察颈部活动度)	
5. 其他	您明天是第一台手术,晚上12点后就不要吃东西了	
	明早起来可以刷牙、漱口	好的
	您明天是全麻,睡一觉就好了	
		医生,我上几次手术都知道,我能不能不上全麻,我好害怕!(5分)
	是吗?(表现关心)您能具体说说害怕的原因吗?	第一次手术我都不知道怎么进的手术室,后来我感觉到医生敲我的腿,还有锯子的声音,我好害怕,又讲不出话

续表

	医　　生	患　　者
5. 其他	那确实挺痛苦的,您第一次是急诊手术,可能当时您病情很重,血压不稳定,医生给您麻醉上的比较浅,明天我们会注意的,那第二次知道是什么情况吗？	第二次是做清创手术,我听到医生开刀在讲话,还感觉到他们在动我的腿
	那这两次您都没感觉到疼痛吧？	第一次感觉疼,第二次还好
	好的,针对您的情况,我推测可能是前两次手术出血都比较多,血压不稳,所以麻醉上的比较浅,主要是为了保证您的安全,我回去会和我的上级医生讨论您的问题,给你加上麻醉深度监测的仪器,可以最大程度避免这种情况发生,您不用太担心	但愿吧,谢谢你啊！
	还有因为您的骨盆和大腿,小腿都做过手术,全麻是您唯一的选择	好吧

 参考答案及解析

这份真题是考生对多次全麻手术出现过术中知晓的患者的术前访视,考查考生在问病史时是否注意到人文关怀和询问相关情况并给予有效解答,缓解患者焦虑情绪。安抚患者时可以告知术中知晓的发生率很低,我们会采取措施来避免再次出现。有效的解答需建立在知道如何预防的前提下,预防措施包括维持理想的血流动力学、围术期监测麻醉深度、给予苯二氮䓬类药物、复合吸入麻醉药、预先检查麻醉设备等。

科室沟通题是如何应对手术医生因费用问题要求打神经阻滞,在这里笔者需要提醒各位考生,一定要根据患者的情况来回答(此题中患者有骨盆骨折、多次骨折手术史等不宜挪动,需长期卧床,还需考虑患者个人意愿),如可以说多次骨折手术患者创面大,术中可能出现大出血等情况,还有神经阻滞穿刺点在已手术的部位,神经阻滞可能存在阻滞不全等情况,为了患者的安全和手术需要,必须采用全麻等回答均可。言之有理即可得分。

真 题 6

一、基本信息

患者曹××，男性，73岁，身高165 cm，体重75 kg。初中文化水平。诊断为膝骨关节炎，拟行右全膝关节置换术。既往有高血压病史二十余年，糖尿病2年，均控制良好，术前辅助检查基本正常。

麻醉方案：喉罩全麻复合收肌管阻滞。

请考生对患者进行相关的麻醉前病史询问及体格检查，并与患者进行必要的沟通和术前风险告知（不要求签署知情同意书）。

二、请回答以下问题

1. 医患关系问题（由SP代为提问）。
2. 科室之间沟通问题（可由另一名考官扮演外科医生）（此部分无标准答案，请考官根据考生应变能力综合打分）。

如果床位医生认为患者术后需要下床活动、功能锻炼，反对你打神经阻滞，你应该如何应对？

3. 其他问题。

略。

4. 考生对未来的职业规划。

略。

三、必备技能

略。

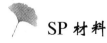SP 材料

	病例摘要（SP用）
1. 基本情况	病人，曹××，男性，73岁，诊断为膝骨关节炎，拟行右全膝关节置换术 **SP就诊状态**：模拟73岁，男性，中上经济地位，衣着外表符合前述社会角色。精神良好，手术前病房，轻微焦虑

续表

2. 现病史	诊断为膝骨关节炎,拟行全膝关节置换术
3. 相关病史	**既往史**:高血压,糖尿病 **个人史**:患者系工厂退休职员,无吸烟史,偶尔饮红酒,平素不常去医院

SP 脚本

	医　　生	患　　者
1. 问候及患者信息确认	您好!我是××医生,您是曹××吗?	是的
2. 现病史	请问您知道是什么手术吗?	膝关节手术
	您知道是哪条腿吗?	右腿
	请问您这次住院是因为什么原因?	两个膝关节走路疼,医生说是膝关节炎,要换关节
3. 相关病史	平时身体怎样?	还好
	有慢性疾病吗?	有
	有高血压吗?	有
	高血压多少年了?	20几年了
	都吃什么药,控制得怎么样啊?	控制挺好的(从口袋里拿出药盒展示,尼莫地平)
	有糖尿病吗?	有
	糖尿病多少年了?	2年
	都吃什么药?血糖控制得怎么样?	吃拜糖平,控制饮食,血糖挺正常的
	有心脏问题吗?	没有
	有没有支气管炎?	没有
	有药物过敏或者其他食物东西过敏吗?	没有
	平时抽烟吗?	不抽烟
	喝酒吗?	偶尔喝点酒
	最近有没有感冒发烧?	没有
	今晚注意不要着凉了,手术当天要是感冒了,需要停手术	哦,知道了
4. 评估气道	请张开嘴(估计张口度)	
	有没有假牙?	有
	假牙可以拿掉吗?	拿不掉,固定的
	有没有活动的牙齿?	没有

续表

	医　　生	患　　者
4. 评估气道	请尽量头后仰（观察颈部活动度，甲颌间距）	
	请左右活动颈部（观察颈部活动度）	
5. 其他	您明天是第一台手术，晚上12点后就不要吃东西了	
	明早起来可以刷牙、漱口	好的
		医生，我好紧张啊，手术危险吗？（1分）
	您放心，我们医院每年都做上千例这种手术，很安全的，术后需要功能锻炼	
		我好怕疼，我隔壁床的人昨天回来刀口痛得特别厉害，叫了一夜，害得我也一夜没睡(2分)
	我们可以给您接个镇痛泵，里面有镇痛药物，可以部分缓解您的刀口疼痛，但是术后第一天，康复科医生会给您做术后功能锻炼，还是会比较疼，你可以事先按压这个键，可以缓解一点，但是这个术后功能锻炼非常重要，你要有思想准备。我们可以给您复合一个神经阻滞，疼痛会缓解很多	
		我同房间做手术的人昨天回来的12床一个劲地叫腿麻，也不知道是怎么回事，我能不能不腿麻？(2分)
	腿麻是因为打了神经阻滞，局麻药物的作用，麻药消退后腿就不麻了，没关系。打神经阻滞的目的就是缓解手术后疼痛	好

参考答案及解析

该题在题干处明确给出了麻醉方案，笔者在此再次提醒考生注意看考生材料。在已知麻醉方案的基础上，SP的提问不难回答。

科室沟通题主要考查考生是否了解收肌管阻滞，收肌管位于股中三分之一段前内侧，缝匠肌深面，大收肌和股内侧肌之间，收肌管阻滞可阻滞：① 收肌管内走行的神经主要是隐神经,还可能有股内侧皮神经、股内侧肌支的分支、闭孔神经前支终末支、闭孔神经后支关节支、内侧支持带神经。② 向上可扩散至股三角(股内侧肌及缝匠肌下丛)。③ 向下扩散至腘窝(腘神经丛、骶丛及坐骨神经的分支)。收肌管阻滞与传统的股神经阻滞相比,镇痛起效同样快速,优点在于能避免腿部肌肉无力的情况,不影响患者早期下床活动,减少跌倒的风险。在这里无需答出解剖及阻滞范围,只要说出收肌管阻滞不影响患者早期下床活动即可。

真 题 7

一、基本信息

患者曹××,女性,66岁,因左膝骨关节炎,拟行左全膝关节置换术。既往有高血压病史,口服硝苯地平缓释片,血压控制在 150/90 mmHg,术前辅助检查基本正常。既往有腹腔镜下胆囊切除术手术史。

麻醉方案:喉罩全麻。

请考生对患者进行相关的麻醉前病史询问及体格检查,并与患者进行必要的沟通和术前风险告知(不要求签署知情同意书)。

二、请回答以下问题

1. 医患关系问题(由 SP 代为提问)。
2. 科室之间沟通问题(可由另一名考官扮演外科医生)(此部分无标准答案,请考官根据考生应变能力综合打分)。

患者入室后监测血压为 180/90 mmHg,复测后血压为 186/95 mmHg。手术医生坚持手术,你应该如何应对?

3. 其他问题。

略。

4. 考生对未来的职业规划。

略。

三、必备技能

略。

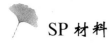# SP 材料

病例摘要（SP 用）

1. 基本情况	患者曹××，女性，66 岁，因左膝骨关节炎，拟行左侧全膝关节置换术 **SP 就诊状态**：模拟的年龄 66 岁，女性，中等经济地位，体态略胖，衣着外表符合上述社会角色。精神良好，术前 1 日下午，轻微焦虑
2. 现病史	诊断为左膝骨关节炎，拟行左侧全膝关节置换术
3. 相关病史	**既往史**：高血压病史，口服硝苯地平缓释片，控制在 150～160/80～90 mmHg。2 年前有腹腔镜胆囊切除术 **个人史**：患者已退休，无吸烟史，偶尔饮红酒，平素不常去医院

SP 脚本

	医　　生	患　　者
1. 问候及患者信息确认	您好！我是××医生，您是曹××吗？	是的
	是明天手术吧？	是的
2. 现病史	请问您知道是什么手术吗？	是全膝关节置换
	请问您这次住院是因为什么原因？	膝关节疼痛
3. 相关病史	请问您是左边还是右边手术？	左边
	平时身体怎样？	挺好的
	有慢性疾病吗？	没有
	有高血压吗？	有
	吃什么降压药呢，控制如何？	硝苯地平缓释片，一般在 150/90 mmHg 左右
	有心脏疾病吗？	没有
	有没有支气管炎？	没有
	有药物过敏或者其他食物东西过敏吗？	没有
	之前做过手术吗？	2 年前做过腹腔镜胆囊手术
		医生，我上次手术期间我都知道，割我皮的时候我好疼啊，但想喊又喊不出来，这次会不会啊？（2 分）
	你上次也是全麻手术吗？	是的，也是全麻

续表

	医　　生	患　　者
3. 相关病史	老人家,我们全身麻醉是靠静脉药物来让您睡着,虽然是根据个体素质来确定剂量,但也不能确保这个剂量就适合您,既然您之前出现过这个情况,我们会采取一系列的预防措施,避免您这次再次出现这种情况	哦哦,我知道了
	喝酒吗?	偶尔喝点红酒
	最近有没有感冒发烧?	没有
	今晚千万不要着凉了,手术当天要是感冒了,可能需要停手术	哦,知道了
4. 评估气道	请张开嘴(估计张口度)	
	有没有假牙?	有
	假牙可以拿掉吗?	拿不掉,固定的
	有没有活动的牙齿?	没有
	请尽量头后仰(观察颈部活动度,甲颌间距)	
	请左右活动颈部(观察颈部活动度)	
5. 其他	您明天是第一台手术,晚上 12 点后就不要吃东西了	
	明早起来可以刷牙、漱口	好的
		医生,另外我上次手术吐得厉害,尤其用了镇痛泵,这次我就不用了吧,但我又怕疼怎么办?(3 分)
	是吗,那很有可能你这次也会吐,您平时容易晕车吗?	是的,容易晕车
	经过评估,您是属于术后恶心呕吐的高危人群,您放心,针对您的情况,我们会采取一系列的预防措施,但我们也不能保证您术后完全不吐	
	另外您这次做的全膝关节置换手术,会比您上次胆囊手术的疼痛更强烈,建议您还是用镇痛泵,另外我们会联合神经阻滞的方式来减缓您的术后疼痛	

参考答案及解析

这份真题是老年患者做全膝关节置换手术,术前一天的麻醉前访视,题干设计没有难度。SP 主动提问两个问题,一个是术中知晓,一个是恶心呕吐。这两个问题也是常考的知识点。考生在安抚患者情绪的同时给予合理的解释和对应的处理。术中知晓已在第5套真题中有解答,不再赘述。当 SP 主动提到恶心呕吐史时,安抚患者情绪后也需告知有效的预防和治疗措施,如:① 一般治疗:适当术前禁食、减少胃管刺激、丙泊酚静脉麻醉、切皮前给予右美托咪定、选用短效阿片类药物、术中足量补液、避免脑缺氧缺血、用舒更葡糖代替新斯的明拮抗、术后非甾体类药物镇痛等;② 抗呕吐药物的选择:5-HT_3受体抑制剂、地塞米松、氟哌利多或氟哌啶醇,该患者属于高危患者,可两三种药物组合预防;③ 经皮穴位电刺激疗法。在掌握知识点的基础上,言之有理,安抚情绪才有效。

科室沟通题是患者出现围术期高血压,如何处理。在这里最好引用专家共识,有理有据,坚持自己的意见,如果外科医生不接受,可咨询上级麻醉医师来处理。

参考答案:根据围术期高血压患者管理专家共识(2021年):进入手术室后收缩压高于 180 mmHg 和/或舒张压高于 110 mmHg 的择期手术患者,建议推迟手术。

真 题 8

一、基本信息

患者张××,女性,75岁,左肾结石,拟在日间手术中心行经皮肾镜钬激光碎石术,体重 75 kg,身高 162 cm,吸空气状态下 SpO_2 93%。

术前检查:

心电图:窦律,T 波改变。

胸部 CT:双肺散在慢性炎症,右肺上叶支气管可见痰栓。余检查未见。

血常规:正常。

血生化:血糖 11.17 mmol/L。

凝血象:正常。

免疫组合:正常。

麻醉方案:气管内全麻。

请考生对其进行完整的术前访视及麻醉相关体格检查,并做术前必要告知(不要求签署知情同意书)。

二、请回答以下问题

1. 医患关系问题(由 SP 代为提问)。
2. 科室之间沟通问题(可由另一名考官扮演外科医生)(此部分无标准答案,请考官根据考生应变能力综合打分)。

患者,高龄,合并症多,围术期风险较大,你是她的麻醉医生,你建议暂停手术,完善肺功能、心超等相关检查,完善心内科、呼吸内科会诊,给予相应处理改善心肺功能。调整后,也不建议在日间手术中心手术,改到常规手术室手术。但手术医生坚持不停手术,而且仍要在日间手术,你应该如何应对?

3. 其他问题。

略。

4. 考生对未来的职业规划。

略。

三、必备技能

略。

SP 材料

病例摘要(SP 用)

1. 基本情况	患者张××,女性,75岁,左肾结石,拟在日间手术中心行经皮肾镜钬激光碎石术,体重 75 kg,身高 162 cm,吸空气状态下 SpO_2 93% **SP 就诊状态**:模拟的年龄范围 75 岁左右,老年女性,农民,小学文化,体型正常,对答切题
2. 现病史	因"腰痛 1 月,呕吐 1 周"入院,诊断为左肾结石,拟行经皮肾镜钬激光碎石术
3. 相关病史	**既往史**:1 年前白内障手术;无明确药物食物过敏史;无过敏性鼻炎、哮喘病史;无结核、肝炎等传染病史;无家族性遗传病史 **个人史**:有吸烟史,偶尔饮白酒,无毒物接触史

SP 脚本

	医 生	患 者
1. 问候及患者信息确认	您好!我是××医生,您是张××吗?	是的
	是明天手术吧?	是的

续表

	医　　生	患　　者
2. 现病史	请问您知道是什么手术吗？	是打结石手术
	请问您这次住院是因为什么原因？	腰疼，还吐，孩子说腰子里面有石头
3. 相关病史	平时身体怎样？	原来好，我能还种几亩地呢！这两年差些，人也胖了，老是这里不舒服（指向胸口）
	怎么不舒服？	也说不清楚，压着痛，喘不动气，歇一歇就好了
	多长时间犯一次？	有时候好长时间不犯，有时候一个月犯两次
	到医院看了吗？	没有，不犯的时候好得很。人老了总会有点不舒服，到医院多麻烦
	有没有高血压？	没有
	有没有糖尿病？	**没有。这次住院，医师说我血糖高。在家没查过，不知道。可要紧？没事吧？（1分）**
	老人家，您血糖是高，可能还会影响到其他器官，手术医生会让专科医生给您看看，用药治疗一下。您以后要控制饮食、体重，按期到医院检查血糖。您别太担心，只要控制好，影响不大	
	有没有支气管炎？	没有，我就天天起床要咳一阵，痰咳出来就好了。我一天半包烟，几十年了，抽烟人都这样
	痰是什么颜色的？	白色的
	平时走路喘吗？	有点，冬天重些
	有没有去医院看过，治疗一下？	没有，人老了不都这样嘛！
	有药物过敏或者其他食物东西过敏吗？	没有
	之前做过手术吗？	去年开过白内障
	喝酒吗？	偶尔喝点酒
	最近有没有感冒发烧？	没有
4. 评估气道	请张开嘴（估计张口度）	
	有没有假牙？	没有
	有没有活动的牙齿？	没有

续表

	医　　生	患　　者
4. 评估气道	请尽量头后仰(观察颈部活动度,甲颏间距)	
	请左右活动颈部(观察颈部活动度)	
5. 其他		刚才有个小姑娘,也是麻醉医生。说我还要做些检查,可能明天不能手术。她说回去跟老师汇报。您是老师吧!我能不能手术?(1分)
	老人家,目前看您身体不是很好,我们想再给您做一些检查,调整一下,再手术	
		那不行,王主任跟我说,这手术不大,一会儿就好了,过两天就能回家。我家孩子假都请好了,还从外地回来的。不会有问题的,我去年开白内障,好得很(3分)
	老人家,您说得对。这种手术一般进行顺利的话,需要1小时左右。手术虽是常规手术,但每个人的年龄、身体状况都不一样,能耐受手术的能力也不一样。你去年白内障手术是局麻,对身体影响很小,跟这次不一样(1分)。您放心,我们都是从您的身体安全考虑,给您查一下,有问题我们积极地处理,把您身体状况调到最好,这样手术就安全多了。您别着急,我们再跟您孩子和手术医生一起商量一下,拿出最好的方案(1分)。您也别担心,我们这是一级医院,有技术高超的医护人员和先进的设备,像您这样的病例我们也碰到过,只要您积极配合,我们有信心能顺利完成!(1分)	

参考答案及解析

这份真题是对合并症多、可能有冠心病的高龄患者的术前访视,主要考查考生询问病史时是否全面,若 SP 有某些系统性疾病,询问病史时应围绕"疾病名称—病程时间—发作时症状—发作频率—诱因—如何好转—目前用药—用药后目前症状有无好转—交代药品在围术期用法"的步骤来了解病史,SP 主动提问的问题其实是对考生的提示。

科室沟通题考查考生是否了解日间手术的适应证,这种情况下必须完善相关检查和会诊后,择期在普通手术室手术。

参考答案:与外科医生沟通提到以下几点:① 患者高龄,有胸闷胸痛,症状体征符合<u>冠心病心绞痛</u>(0.5 分,提到冠心病即可得分)的临床表现,根据 2020 版心脏病患者非心脏手术围麻醉期中国专家临床管理共识(0.5 分,提到专家共识或指南可得分),术前还需完善 <u>UCG、CTA、心肌酶、肌钙蛋白</u>等检查,必要时完善冠脉造影(0.5 分,提到 UCG 可得分);② 患者吸烟史,有胸闷气喘、咳嗽咳痰,胸部 CT 提示双肺慢性炎症且有支气管痰栓,<u>COPD</u>(0.5 分,提到肺炎、慢性支气管炎可得分)不能排除,需完善肺功能;③ 患者术前空腹血糖高,考虑糖尿病(0.5 分),专家共识也指出,需将<u>血糖控制在 7.8~10.0 mmol/L</u>(0.25 分,提到控制在 10.0 mmol/L 内即可得分);④ <u>患者术前检查不完善,必须停手术</u>(1 分),完善检查和会诊,高龄且合并症多,不符合日间手术指征,<u>必须在普通手术室手术</u>(1 分);⑤ 若手术医生不好沟通,<u>及时汇报上级医师,汇报科室主任</u>(0.25 分,提到让上级医生或主任与外科医生沟通即可得分)。

(无论何种情况,只要考生同意麻醉,此题 0 分)

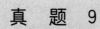
真 题 9

一、基本信息

患者曹××,女性,63 岁,拟行经乙状窦入路三叉神经微血管减压术。既往高血压病史,平时自服药控制。

术前检查:

心电图:窦性心律,偶发房早,心率 88 次/分。

24 小时动态:窦性心律,房早(1812 次),室早(5212 次),心率 88 次/分。

超声心动图:左室舒张功能下降,二尖瓣、主动脉轻度反流。

胸部 CT:双肺多发小结节。

血常规:Hb 112 g/L,RBC $3.2×10^{12}$/L,PLT $118×10^9$/L,WBC $5.2×10^9$/L。

血生化:正常。
凝血象:正常。
麻醉方案:气管内全麻。
请考生对其进行完整的术前访视及麻醉相关体格检查,并做术前必要告知(不要求签署知情同意书)。

二、请回答以下问题

1. 医患关系问题(由 SP 代为提问)。
2. 科室之间沟通问题(可由另一名考官扮演外科医生)(此部分无标准答案,请考官根据考生应变能力综合打分)。
   患者入室后桡动脉穿刺后血气分析示血钾 2.90 mmol/L,外科医生认为患者术前正常饮食,无低血钾的病理因素,不同意停手术,你应该如何应对?
3. 其他问题。
   略。
4. 考生对未来的职业规划。
   略。

三、必备技能

略。

SP 材料

病例摘要(SP 用)

1. 基本情况	患者曹××,女性,63 岁,拟行经乙状窦入路三叉神经微血管减压术。既往高血压病史,平时自服药控制 **SP 就诊状态**:模拟的年龄范围 60 岁左右,老年女性,农民,小学文化,体型正常,对答切题
2. 现病史	因"反复发作剧烈刀割样头面部痛 1 周余"入院,诊断为三叉神经痛,拟行经乙状窦入路三叉神经微血管减压术。
3. 相关病史	**既往史**:高血压 10 年;无明确药物食物过敏史;无过敏性鼻炎、哮喘病史;无结核、肝炎等传染病史;无家族性遗传病史 **个人史**:无吸烟史,偶尔饮白酒,无毒物接触史

SP 脚本

	医　　生	患　　者
1. 问候及患者信息确认	您好！我是××医生，您是曹××吗？	是的
	是明天手术吧？	是的
2. 现病史	请问您知道是什么手术吗？	是三叉神经的微血管减压手术
	请问您这次住院是因为什么？	我就感觉左边啊，从眼眶到鼻子，再到后脑勺都疼，不管是吃饭、刷牙还是紧张啥的，都发作，特别疼，受不了
3. 相关病史	平时身体怎样？	挺好的
	有没有高血压？	有
	高血压几年了？	好几年了，10年了吧
	高血压吃什么药？	我这有四五年了，一直在吃厄贝沙坦氢氯噻嗪片（从抽屉里拿出来给医生看）
	平常血压控制得怎么样？	我血压每天都量，一直控制得挺好，高压最高也就130，低压七八十
	您现在在吃的这个降压药，明天早上手术当天就不要吃了	哦，好的
	有没有糖尿病？	没有
	有没有心脏病？	那没有
	有没有支气管炎？	没有
	有没有食物和药物过敏史？	没有
		哎，医生，开颅手术感觉很可怕，麻醉后我就什么都不知道了吧？（1分）
	我们会给您上全身麻醉，术中您是不知道的，您一觉睡醒，手术就好了。不要紧张，放松点。紧张了血压容易高（提到全身麻醉即可得分）	
		那你们的麻醉药能用多长时间，不会手术做一半，麻醉药效过了那我不就疼醒了？那太可怕了！（2分）

续表

	医　　生	患　　者
3. 相关病史	这个请您放心,我们的麻醉药物是持续给的,会给到手术结束才停的,您说的这种情况我们叫术中知晓(提到术中知晓或类似表达,1分),是发生率极低的一种情况,我们会一直监护您的各项生命体征,保持麻醉在一定的深度,我们有监护意识的仪器,不会让您知道的(1分,提出有监测可得分)	
	有药物过敏或者其他东西过敏吗?	没有
	之前做过手术吗?	没做过
	抽烟吗?	不抽
	喝酒吗?	偶尔喝点白酒
	最近有感冒发烧吗?	没有
	今晚注意不要着凉了,手术当天要是感冒了,需要停手术	好
	您还有什么其他疾病吗?或者其他口服的药物?	我除了高血压药就吃博那痛,一天两片,别的药没有吃的了
4. 评估气道	请尽量头后仰(观察颈部活动度,甲颌间距)	
	请左右活动颈部(观察颈部活动度)	
	请张开嘴?张到最大(观察张口度、马氏评分)	
	有没有假牙?	没有
	有没有活动的牙齿?	没有
5. 其他		**医生啊,我一直想问,全麻会不会我就此醒不过来了?(1分)**
	不会的,我们会时时刻刻陪在您的身边,等到手术结束,就停止给麻醉药,然后麻醉药在您体内代谢,您就逐渐苏醒了(1分,有理有据即可给分)	
	您明天是第一台手术,晚上12点后就不要吃东西不要喝水了,降压药也别吃。早上起来可以刷牙、漱口	好

续表

	医　　生	患　　者
5. 其他	还有麻醉需要您签个字,全麻有一定风险,最常见的是全麻气管插管可能造成一定损伤,像口腔软组织出血水肿,术后声音嘶哑啦,还有一些少见的并发症,包括苏醒延迟、麻醉药物过敏、心脑血管意外等	
		医生,刚刚您说要全麻,那全麻是要插个管子在气管里面的吧?而且手术后可能会嗓子哑,我是老师,嗓子可不能哑了,能不能不插管?(1分)
	您做这个手术要全身麻醉,全身麻醉后我们需要通过气管插管给您进行通气,这个是保证您安全的必要措施,您放心,我们会尽量小心,保护您的嗓子,术后也可以用一些药物来缓解您嗓子的不适(提到必需性还有安慰患者即可得分)	

参考答案及解析

这份真题对脑外科手术患者的术前访视,这里出题人在题干中没有给出患者目前口服的降压药物的名称:厄贝沙坦氢氯噻嗪。这里请考生注意,一定要问出来,特意如此设计必然是出题点。

科室沟通题就是在该降压药物的基础上设计的。在术前访视中,考生对于该药物无论是否了解,不影响得分,但请考生知晓,厄贝沙坦氢氯噻嗪是复方制剂,其中厄贝沙坦是需手术当天停药的。在科室沟通题中又考到这个药物的另一个考点,氢氯噻嗪是排钾利尿剂。

参考答案:首先明确<u>低钾血症的定义</u>,<u>血清钾浓度低于 3.5 mmol/L</u>。轻度:3.0~3.5 mmol/L,中度 2.5~3.0 mmol/L,重度<2.5 mmol/L,该患者为<u>中度低钾血症</u>(1分,提到低钾血症 0.5 分,提到中度低钾血症可得 1 分,若仅提到低钾血症此时监考官可继续提问,全部正确得 1 分)。

围术期应纠正低血钾,严重的低钾血症可能累及呼吸肌导致呼吸困难,麻醉中使用麻醉机控制呼吸,呼吸机受累的表现不明显,但会引起<u>室性心动过速甚至室颤</u>、心搏骤停等恶性心律失常,危及生命。<u>低钾血症</u>是围术期<u>发生严重心律失常</u>的危险因素之一,与围术期病死率独立相关(1分,提到低钾血症会引起恶性心律失常,即可得分)。

外科医生认为该患者术前正常饮食,无低血钾的病理因素,这个观念明显是错误的。该患者有高血压病史,口服降压药物厄贝沙坦氢氯噻嗪片,此药物含有氢氯噻嗪,氢氯噻嗪是排钾利尿剂,患者长期口服该药物,术前又有禁食禁水时间,这些是低血钾的诱发因素。所以该患者术前低钾血症是有可能的(2分,提到该患者降压药物是排钾利尿剂,会导致低钾即可得分)。

所以该患者应该在纠正低血钾后择期手术/补钾复查后血钾水平正常后可手术(1分,两者说出其一即可得分)。

无论手术医生如何说,同意立即手术此题不得分(0分)。

真 题 10

一、基本信息

患者曹××,男性,72岁,因"左髋部疼痛伴活动受限20余天"入院,诊断为左股骨粗隆区骨折,拟行双动头置换术。

术前检查:
心电图:窦性心律,偶发房早,心率88次/分。
24小时动态:窦性心律,房早(1812次),室早(5212次),平均心率84次/分。
超声心动图:左室舒张功能下降,二尖瓣、主动脉轻度反流,LVEF 65%。
胸部CT:双肺多发小结节。
双下肢血管彩超:双下肢动脉形态结构正常,多发斑块形成;可见左侧腘静脉血栓。余基本正常。
凝血象:D-二聚体5.12 mg/L。
麻醉方案:气管内全麻。
请考生对其进行完整的术前访视及麻醉相关体格检查,并做术前必要告知。(不要求签署知情同意书)

二、请回答以下问题

1. 医患关系问题(由SP代为提问)。
2. 科室之间沟通问题。(可由另一名考官扮演外科医生)(此部分无标准答案,请考官根据考生应变能力综合打分)

患者入室后心电监护,提示房颤,心室率132次/分,外科医生认为患者术前检查正常,不同意停手术,你应该如何应对?

3. 其他问题。

略。

4. 考生对未来的职业规划。

略。

三、必备技能

略。

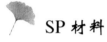

SP 材料

病例摘要（SP 用）

1. 基本情况	患者曹××,男性,72 岁,因"左髋部疼痛伴活动受限 20 余天"入院,诊断为左股骨粗隆区骨折,拟行双动头置换术 **SP 就诊状态**:模拟的年龄范围 70 岁左右,老年男性,农民,小学文化,体型正常,高枕卧位,因疼痛轻度焦虑,对答切题
2. 现病史	20 余天前摔伤致股骨颈骨折,因"左髋部疼痛伴活动受限"20 余天入院
3. 相关病史	**既往史**:无手术麻醉史;无明确药物食物过敏史;无过敏性鼻炎、哮喘病史;无结核、肝炎等传染病史;无家族性遗传病史 **个人史**:无吸烟饮酒史,无毒物接触史

SP 脚本

	医 生	患 者
1. 问候及患者信息确认	您好!我是××医生,您是曹××吗?	是的
	是明天手术吧?	是的
2. 现病史	请问您这次住院是因为什么原因?	我在家干活的时候一不小心摔倒了,当时就爬不起来了,疼得很,家里人就给我送医院来,一拍片子说左边大腿骨头断了
3. 相关病史	平时身体怎样?	挺好的
	有没有高血压?	没有
	有没有糖尿病?	没有
	有没有心脏病?	那没有
	有没有支气管炎?	没有

续表

	医　　生	患　　者
	有药物过敏或者其他东西过敏吗？	没有
	之前做过手术吗？	没做过
	抽烟吗？	不抽
	喝酒吗？	不喝
	最近有感冒发烧吗？	没有
	今晚注意不要着凉了，手术当天要是感冒了，需要停手术	好
	您还有什么其他疾病吗？或者其他口服的药物？	我平常身体好，没得过病
		医生啊，我问一下您，我这个腿（指着左髋部）断了，这两天肿了，好疼，我做手术的时候不会疼吧？（1分）
	我们会给您上全身麻醉，手术过程中您都是不知道的，不会疼的	
3. 相关病史		刚才也来了一个小伙子，说他是麻醉医生，他说我这个麻醉风险好大，他要回去跟老师汇报，你是老师吗？我平常身体好的很，你可不要吓唬我，上个麻醉真的这么危险啊？（2分）
	老人家，您先不要紧张。您年龄比较大，术前检查也发现有你腿里的血管长了血栓，外科医生手术操作很容易导致这个血栓掉下来，这个血栓会顺着血管进到肺循环，堵塞到肺血管，这样心脏的血就打不出去了，情况就非常危险，所以您的麻醉风险确实非常大	
		王主任说我要做两个手术，先要往我腿的血管里放一个东西，他说那样血栓就不能跑我肺里了，那我还有这么大的风险吗？（1分）
	老人家，您说的这个东西叫作滤器，是往您腿的静脉里放一个滤网装置，可以过滤大的血栓，防止堵住肺血管，这样手术风险就降低了	

续表

	医 生	患 者
		我手术后还会这么疼吗？（1分）
3. 相关病史	老人家,您别担心手术后疼痛的问题。我们会给您做多模式镇痛,可以给您安装一个静脉的镇痛泵,给您打神经阻滞让您手术区域不疼,您还可以口服一点止痛药都是可以的。术后镇痛的方法很多,这个您可以放心。但是不会一点痛感都没有的,这个您要有心理准备	
4. 评估气道	请尽量头后仰（观察颈部活动度,甲颏间距）	
	请左右活动颈部（观察颈部活动度）	
	请张开嘴？张到最大（观察张口度、马氏评分）	
	有没有假牙？	没有
	有没有活动的牙齿？	没有
5. 其他	您明天是第一台手术,晚上12点后就不要吃东西不要喝水了。早上起来可以刷牙、漱口	好
	还有麻醉需要您签个字,麻醉有风险,最常见的是全麻气管插管可能造成一定损伤,像口腔软组织出血水肿,术后声音嘶哑啦,还有一些少见的并发症,包括苏醒延迟、麻醉药物过敏、心脑血管意外等。您的风险大,刚才我也和您说过了	

 参考答案及解析

这份真题是考生对拟行全髋置换术的老年患者的术前访视,主要考查考生是否已发现术前检查有"左腘静脉血栓、D-二聚体升高",患者是肺栓塞高危人群,SP 主动提问时是否沟通到位。

科室沟通题考查考生对择期手术新发快房颤的应急处理,这种情况下必须暂缓手术或停手术,排查原因、针对病因治疗后,控制心室率后再行择期手术。这也是常考的知识点之一。

参考答案:患者术前检查为窦性心律,偶发房早,动态心电图也未提示有房颤,考虑此次为新发房颤,根据《中国老年髋部骨折患者围术期麻醉管理指导意见》,需排查低钾血症、低镁血症、容量不足、感染、疼痛和低温等,并及时针对病因治疗(1分),如复律失败或存在复律禁忌,可药物将心室率控制至小于100次/分后尽早手术(1分)。且该患者有新发的血栓形成,是否存在血栓脱落,微栓子栓塞冠脉可能性,需进一步检查(1分)。因此,该患者新发房颤,心室率132次/分,需排查原因(有无电解质紊乱、血栓等),控制心室率后再手术治疗。目前的处理措施:停手术,排查原因,同时控制心室率(2分)。

真 题 11

一、基本信息

患者薛××,女性,72岁,因"膝关节疼痛4年"入院,拟行左膝关节置换术。否认高血压、糖尿病、心脏病等系统性疾病史。

术前检查:

心电图:窦性心律,心率78次/分。

胸部CT:双肺多发小结节。

血常规、血生化、凝血象基本正常。

麻醉方案:喉罩全麻+神经阻滞。

请考生对患者进行相关的麻醉前病史询问及体格检查,并与患者进行必要的沟通和术前风险告知(不要求签署知情同意书)。

二、请回答以下问题

1. 医患关系问题(由SP代为提问)。

2. 科室之间沟通问题(可由另一名考官扮演外科医生)(此部分无标准答案,请考官根据考生应变能力综合打分)。

患者入室后常规监护,麻醉诱导前患者突然主动向麻醉医生说进手术室前太渴了就喝了一杯橙汁,麻醉医生建议暂缓手术,但手术医生认为喝果汁有半个多小时了,没关系了,不愿意推迟时间。请问这个时候你怎么和手术医生沟通?

3. 其他问题。

略。

4. 考生对未来的职业规划。

略。

三、必备技能

略。

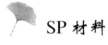

SP 材料

病例摘要(SP 用)

1. 基本情况	患者薛××,女性,72岁,因"膝关节疼痛4年"入院,拟行左膝关节置换术 **SP 就诊状态**:模拟的年龄范围70岁左右,老年女性,农民,小学文化,体型正常,高枕卧位,因疼痛轻度焦虑,对答切题
2. 现病史	因"膝关节疼痛4年"入院,拟行左膝关节置换术。否认高血压、糖尿病、心脏病等系统性疾病史
3. 相关病史	**既往史**:无手术麻醉史;无明确药物食物过敏史;无过敏性鼻炎、哮喘病史;无结核、肝炎等传染病史;无家族性遗传病史 **个人史**:无吸烟饮酒史,无毒物接触史

SP 脚本

	医 生	患 者
1. 问候及患者信息确认	您好!我是××医生,您是薛××吗?	是的
	是明天手术吧?	是的
2. 现病史	请问您这次住院是因为什么原因?	我这个腿啊(指左腿)疼好几年了,这次实在是疼得受不了了,就来医院了,张主任说我这必须要换关节了
3. 相关病史	平时身体怎样?	挺好的
	有没有高血压?	没有
	有没有糖尿病?	没有
	有没有心脏病?	那没有
	有没有支气管炎?	没有
	有药物过敏或者其他东西过敏吗?	没有
	之前做过手术吗?	没做过

续表

	医　　生	患　　者
	抽烟吗？	不抽
	喝酒吗？	不喝
	最近有感冒发烧吗？	没有
	今晚注意不要着凉了，手术当天要是感冒了，需要停手术	好
	您还有什么其他疾病吗？或者其他口服的药物？	我平常身体好，没得过病
		医生啊，我问一下你，我这条腿天天都疼，我做手术的时候你给我打什么麻醉啊？手术的时候不会疼吧？（3分）
3. 相关病史	我们会给您上全身麻醉，手术过程中您都是不知道的，不会疼的，外科医生在换完关节之后也会给您在关节里打镇痛药，手术结束的时候给您再做一个神经阻滞，这样您术后膝盖也不会那么疼了（也可以说术前做神经阻滞，请患者配合）。还可以用镇痛泵，这样就更能减轻疼痛了。如果这样您还觉得疼痛难忍，还可以口服止痛药和静脉里滴注止痛药都是可以缓解疼痛的	
		你给我打这个麻醉，我手术后是不是也不疼了？（1分）
	老人家，我们多种镇痛方法可以一起用，神经阻滞加上镇痛泵，如果您还是疼，可以再口服或静脉滴注止痛药，这样您术后也不会很疼的，当然了，不会一点都不疼，但疼痛会好很多	
		昨天我隔壁床的一个病人回去说疼得要命，另一个病人回去说腿好麻，这是怎么回事，我又怕疼，又怕麻（1分）

续表

	医 生	患 者
3. 相关病史	老人家,您不要太紧张。我们可以给你打一个神经阻滞,就是把局部麻醉药打到支配您膝盖疼痛的神经边上,麻药起效了您术后就不会这么疼了。我们现在都是用超声,可以直接看到神经,创伤小。您醒了以后腿会感到麻,没关系,是打神经阻滞用了局部麻醉药了,过几个小时就好,这段时间您下床活动要注意,别摔倒了,要有人扶着	
4. 评估气道	请尽量头后仰(观察颈部活动度,甲颏间距)	
	请左右活动颈部(观察颈部活动度)	
	请张开嘴?张到最大(观察张口度、马氏评分)	
	有没有假牙?	没有
	有没有活动的牙齿?	没有
5. 其他	您明天是第一台手术,晚上12点后就不要吃东西不要喝水了。如果是护士给您拿来水让您喝,您可以喝,但是6点钟之前就要喝掉。早上起来可以刷牙、漱口	好
	还有麻醉需要您签个字,麻醉有风险,最常见的是全麻气管插管可能造成一定损伤,像口腔软组织出血水肿,术后声音嘶哑啦,还有一些少见的并发症,包括苏醒延迟、麻醉药物过敏、心脑血管意外等。您的风险大,刚才我也和您说过了	好

参考答案及解析

这份真题是考生对拟行全膝关节置换术的老年患者的术前访视,主要考查考生是否详细阅读试题信息,SP 主动提问时是否知道麻醉方案"喉罩全麻+神经阻滞",同时考查考生是否了解 SP 所说的"腿好麻"的意思是打了神经阻滞,在了解麻醉方案的前提下,与 SP 进行医患沟通。

科室沟通题考查考生对择期手术前禁食禁饮的时间要求,橙汁属于含果肉的饮料,应禁饮≥4 小时。这也是常考的知识点之一。

参考答案:根据《成人与小儿手术麻醉前禁食和减少肺误吸风险药物应用指南》要求,为<u>减少反流误吸(1分)</u>、过度脱水、低血糖及不适感,<u>择期手术麻醉前含果肉的饮料应禁饮≥4 小时(2分)</u>。该患者为择期手术,应遵循指南意见,<u>与患者及家属沟通风险,坚持推迟手术(1分)</u>。

真 题 12

一、基本信息

患者李××,女性,50 岁,因"横结肠癌术后 5 月"入院,拟行造口还纳术。否认高血压、糖尿病、心脏病等系统性疾病史。7 年前有胸腰椎骨折手术病史,钢板未取。身高 152 cm,体重 75 kg。

术前检查:

基本正常。

术前访视患者,患者诉 7 年前做胸腰椎骨折手术、5 个月前做横结肠癌手术的时候均出现了术中知晓,听到手术医生谈话,患者重度焦虑,担心再次出现术中知晓。此时,你作为主麻医师,如何与患者进行沟通?

麻醉方案:气管内全麻。

请考生对患者进行相关的麻醉前病史询问及体格检查,并与患者进行必要的沟通和术前风险告知(不要求签署知情同意书)。

二、请回答以下问题

1. 医患关系问题(由 SP 代为提问)。
2. 科室之间沟通问题(可由另一名考官扮演外科医生)(此部分无标准答案,请考官根据考生应变能力综合打分)。

外科医生考虑到费用问题,要你给这个病人上椎管内麻醉,请问这时你该如何与其沟通?

3. 其他问题。

略。

4. 考生对未来的职业规划。

略。

三、必备技能

略。

 SP 材料

病例摘要(SP 用)

1. 基本情况	患者李××,女性,50岁,因"横结肠癌术后5月"入院,拟行造口还纳术 SP就诊状态:模拟的年龄范围50岁左右女性,农民,小学文化,身高152 cm,体重75 kg,体型肥胖,高枕卧位,因既往两次均出现手术术中知晓,目前重度焦虑,对答切题
2. 现病史	因"横结肠癌术后1月"入院,拟行造口还纳术
3. 相关病史	**既往史**:否认高血压、糖尿病、心脏病等系统性疾病史。有两次手术史,7年前有胸腰椎骨折手术病史,钢板未取;5月前横结肠癌手术。两次全麻手术均有术中知晓。无明确药物食物过敏史;无过敏性鼻炎、哮喘病史;无结核、肝炎等传染病史;无家族性遗传病史 **个人史**:无吸烟饮酒史,无毒物接触史

SP 脚本

	医 生	患 者
1. 问候及患者信息确认	您好!我是××医生,您是李××吗?	是的
	是明天手术吧?	是的

续表

	医 生	患 者
2. 现病史	请问您知道是什么手术吗?	知道啊
	请问您这次住院是因为什么原因?	(指着腹部)把这个造口放回去
3. 相关病史	平时身体怎样?	还行吧
	有没有高血压?	没有
	有没有糖尿病?	没有
	有没有心脏病?	那没有
	有没有支气管炎?	没有
	有药物过敏或者其他东西过敏吗?	没有
	之前做过手术吗?	做过两次
		医生,我好怕,我两次手术我都知道哎(1分)
	是吗?(要表现出关心)那您肯定好害怕吧?您能说说当时是什么情况吗?	我第一次就是7年前出车祸做胸腰椎骨折手术,我就记得医生在敲敲打打的,我当时就好害怕好害怕,但是我又动不了,想喊还喊不出来(1分)
	那是挺痛苦的。您第一次手术胸椎腰椎都做了,手术挺大的,可能出血比较多,血压比较低,医生给您上的麻醉比较浅,明天我们会注意的,那第二次呢?	第二次就是5个月前做肠子手术,我一开始不记得了,后来我就听到医生在说话,说给我一个什么针,还听到有人在笑。我可难受了,说不出来(1分)
	第二次手术,可能您比较胖,手术也比较大,术中血压一低,麻醉药就用得少了。那这两次您感觉到疼了吗?	没有。这次不会还知道吧?(1分)
	是这样的,我听了您说的这个情况,推测可能是两次手术比较大,时间比较长,血压不稳定,所以麻醉上的都比较浅,也是为了您的安全。我回去会跟我的上级医生讨论您的问题,给您用上专门测麻醉深度的仪器,这样就可以最大程度地避免这种情况的发生了。您不用太担心,今晚要好好休息	
		我能不能不上全麻了?(1分)
	您胸椎和腰椎都做了骨折手术,现在还有钢板,您只能上全麻	好吧

续表

	医　　生	患　　者
3. 相关病史	抽烟吗？	不抽
	喝酒吗？	不喝
	最近有感冒发烧吗？	没有
	今晚注意不要着凉了，手术当天要是感冒了，需要停手术	好
	您还有什么其他疾病或者其他口服的药物吗？	我平常身体好，没得过病
4. 评估气道	请尽量头后仰（观察颈部活动度，甲颌间距）	
	请左右活动颈部（观察颈部活动度）	
	请张开嘴？张到最大（观察张口度、马氏评分）	
	有没有假牙？	没有
	有没有活动的牙齿？	没有
5. 其他	您明天是第一台手术，晚上12点后就不要吃东西不要喝水了。早上起来可以刷牙、漱口	好
	麻醉手术需要您签个字，麻醉有风险，最常见的是全麻气管插管可能造成一定损伤，像口腔软组织出血水肿，术后声音嘶哑啦，还有一些少见的并发症，包括苏醒延迟、麻醉药物过敏、心脑血管意外等	好

 参考答案及解析

这份真题在考查考生全麻术前访视的同时，还提供了信息"全麻术中知晓"，术中知晓也是常考的考点之一，在真题5和真题7中均有出现，不再赘述。SP主动提问均考查考生对全麻术中知晓的了解，考生需注意的是详细查阅题干和询问病史，明确得到出题人的意图：患者必须全麻，然后关心和安抚患者，并提供具体的措施来预防术中知晓的发生。

科室沟通题就是考查考生是否得到出题人提供的信息，明确患者必须全麻，如果看到题干中给的"患者既往有胸腰椎手术史且钢板未取出",这种情况下存在椎管内麻醉相对禁忌,需全身麻醉,这也是常考的知识点之一。

参考答案:该患者存在椎管内麻醉相对禁忌,既往有胸腰椎手术史,解剖结构改变,钢板未取出,椎管内麻醉可能会加重原有的疾病或导致穿刺/阻滞失败(3分)。不能因费用问题做椎管内麻醉(2分)。

真 题 13

一、基本信息

患者秦××,女性,68岁,因"发现肉眼血尿1周"入院,拟行膀胱镜下膀胱肿瘤电切术。否认过敏史。1年前白内障手术。

术前检查:
心电图:窦性心律,T波改变。
胸部CT:双肺散在慢性炎症,右肺上叶支气管可见痰栓。
血生化:血糖:11.4 mmol/L。
血常规、凝血象、免疫组合基本正常。
麻醉方案:喉罩全麻。
请考生对患者进行相关的麻醉前病史询问及体格检查,并与患者进行必要的沟通和术前风险告知(不要求签署知情同意书)。

二、请回答以下问题

1. 医患关系问题(由SP代为提问)。
2. 科室之间沟通问题(可由另一名考官扮演外科医生)(此部分无标准答案,请考官根据考生应变能力综合打分)。
术前访视患者,患者高龄,合并症多,围术期风险大,建议停手术,完善相关检查后再行手术,但手术医生坚持不停手术,你应该如何应对?
3. 其他问题。
略。
4. 考生对未来的职业规划。
略。

三、必备技能

略。

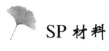 **SP 材料**

病例摘要(SP 用)

1. 基本情况	患者秦××,女性,68 岁,因"发现肉眼血尿 1 周"入院,拟行膀胱镜下膀胱肿瘤电切术 **SP 就诊状态**:模拟的年龄范围 70 岁左右,老年女性,农民,文盲,体型正常,高枕卧位,无焦虑,对答切题
2. 现病史	"发现肉眼血尿 1 周"入院,拟行膀胱镜下膀胱肿瘤电切术。
3. 相关病史	**既往史**:1 年前白内障手术史;无明确药物食物过敏史;无过敏性鼻炎、哮喘病史;无结核、肝炎等传染病史;无家族性遗传病史 **个人史**:有吸烟史,无饮酒史,无毒物接触史

SP 脚本

	医 生	患 者
1. 问候及患者信息确认	您好!我是××医生,您是秦××吗?	是的
	是明天手术吧?	是的
2. 现病史	请问您知道是什么手术吗?	知道啊
	请问您这次住院是因为什么?	我尿血好几天了,医生说我膀胱长个东西要切掉
3. 相关病史	平时身体怎样?	我原来身体挺好的,还搁家种地呢。这几年不行了,人也胖了,胸口老不舒服(手指向胸口)
	怎么不舒服?	也说不清楚,压着痛,喘不动气,歇一歇就好了
	多长时间犯一次?	有时候好长时间不犯,有时候一个月犯两次
	到医院看了吗?	没有,不犯的时候好得很。人老了总会有点不舒服,到医院多麻烦
	有高血压吗?	没有

续表

	医　　生	患　　者
	有糖尿病吗？	以前没有啊,但是这次来,医生说我血糖高,这血糖高可要紧啊？（1分）
	老人家,您先别紧张,您血糖是挺高的,手术医生会让内分泌科医生来给您看看,调节一下血糖。您以后也要注意控制体重,饮食也要注意了,血糖要定期监测,定期来医院检查。您别太担心了,只要控制得好,影响不大	
	有支气管炎吗？	没有吧,我就天天起床要咳一阵,痰咳出来就好了。我一天一包烟,几十年了,抽烟人都这样
3. 相关病史	痰是什么颜色？	白色的
	平时走路可喘？	有点,冬天重些
	也没去医院看过或治疗一下？	没有,人老了不都这样嘛！
	有药物过敏或者其他东西过敏吗？	没有
	之前做过手术吗？	做过。去年开了白内障
	喝酒吗？	偶尔喝点酒
	最近有感冒发烧吗？	没有
	今晚注意不要着凉了,手术当天要是感冒了,需要停手术	好
	您还有什么其他疾病吗？或者其他口服的药物？	我平常身体好,没得过病
4. 评估气道	请尽量头后仰（观察颈部活动度,甲颌间距）	
	请左右活动颈部（观察颈部活动度）	
	请张开嘴？张到最大（观察张口度、马氏评分）	
	有没有假牙？	没有
	有没有活动的牙齿？	没有
5. 其他		刚才有个小伙子来,也是麻醉医生,说我还要做好些检查,可能明天不能手术。他说回去要跟老师汇报。你是他老师吧？我明天能不能手术啊？（1分）

续表

	医 生	患 者
5. 其他	老人家,目前看您身体不是很好,我们想再给您做一些检查,调整一下,再手术	
		那不行,吴主任跟我说了,这手术不大,一会儿就好了,过两天就能回家。我家孩子假都请好了,还从外地回来的。不会有问题的,我去年开白内障,好得很(3分)
	老人家,您说得对。这种手术一般进行顺利的话,需要1小时左右。手术虽是常规手术,但每个人的年龄、身体状况都不一样,能耐受手术的能力也不一样。您去年白内障手术是局麻,对身体影响很小,跟这次不一样(1分)。您放心,我们都是从您的身体安全考虑,给您查一下,有问题我们积极地处理,把您身体状况调到最好,这样手术就安全多了。您别着急,我们再跟您孩子和手术医生一起商量一下,拿出最好的方案(1分)。您也别担心,我们这一级医院,有技术高超的医护人员和先进的设备,像您这样的病例也碰到过,只要您积极配合,我们有信心能顺利完成!(1分)	

 参考答案及解析

这份真题有一个陷阱,出题者在给出的基本信息中的既往史方面未提及高血压、心脏病、糖尿病等系统性疾病,但在术前访视中这些是不可忽视的。SP主动提问的问题均与心脏病、冠心病、心绞痛?相关,若考生不问及"气管炎"等问题,均无法得到相关信息。实际上这份真题主要考查的是"心脏病人非心脏手术的术前沟通"。

那么在科室沟通题中也考查考生对该病例的了解,患者高龄+胸闷胸痛+吸烟胸闷气喘咳嗽咳痰CT痰栓+血糖高,术前检查确实是不完善的,必须停手术,完善相关检查和会诊,必要时汇报上级麻醉医师。心脏病人非心脏手术也是常考的知识点之一。

参考答案: 与外科医生沟通提到以下几点:① 患者高龄,有胸闷胸痛,症状体征符合冠心病心绞痛的临床表现,根据2020版心脏病患者非心脏手术围麻醉期中国专家临床管理共识,对明确存在疑似心绞痛症状的患者,术前需完善UCG、CTA、心肌酶、肌钙蛋白等检查,必要时完善冠脉造影(1分);② 患者有吸烟史,胸闷气喘、咳嗽咳痰,胸部 CT 提示双肺慢性炎症且有支气管痰栓,肺炎、COPD 不能排除,需完善肺功能(1分);③ 患者术前空腹血糖高,有糖尿病可能,专家共识也指出,需将血糖控制在 7.8～10.0 mmol/L/控制在 10.0 mmol/L(1分);④ 患者术前检查不完善,必须停手术,完善检查和会诊(1分);⑤ 若手术医生不好沟通,及时汇报上级医师,汇报科室主任(1分)。

真 题 14

一、基本信息

患者李××,男性,54 岁,诊断为胰腺癌,已行胰腺癌根治术半年余,现术后按期化疗入院。住院期间患者诉原有腹部腰背部疼痛剧烈,疼痛控制欠佳,故外科请麻醉科会诊。

请考生对患者进行会诊相关的病史询问及体格检查,并与患者进行必要的沟通并提出诊疗方案。

二、请回答以下问题

1. 医患关系问题(由 SP 代为提问)。
2. 科室之间沟通问题(可由另一名考官扮演外科医生)(此部分无标准答案,请考官根据考生应变能力综合打分)。

该患者通过调整药物治疗后,疼痛仍无法控制,该如何跟外科沟通及制定后续的治疗呢?
3. 其他问题。
略。
4. 考生对未来的职业规划。
略。

三、必备技能

略。

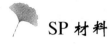

SP 材料

病例摘要(SP 用)

1. 基本情况	患者李××,男性,54 岁,诊断为胰腺癌,已行胰腺癌根治术半年余,现术后按期化疗入院。住院期间患者诉原有腹部腰背部疼痛剧烈,疼痛控制欠佳,故外科请麻醉科会诊 **SP 就诊状态**:模拟的年龄范围 54 岁男性,体型偏瘦,高枕卧位,因疼痛轻度焦虑,对答切题
2. 现病史	胰腺癌根治术后半年,腰背痛加剧 1 周
3. 相关病史	**既往史**:胰腺癌术后半年,化疗中;手术麻醉史;无明确药物食物过敏史;无结核、肝炎等传染病史;无家族性遗传病史 **个人史**:无吸烟饮酒史,无毒物接触史

SP 脚本

	医 生	患 者
1. 问候及患者信息确认	您好!您是李××吗?	是的
	我是麻醉科××医生,您现在的主要问题是什么?	肚子痛,还有腰背部疼痛(痛苦貌)
2. 现病史	您这疼痛有多久了?具体什么地方疼?	手术后 2 个月开始就疼了,刚开始肚子这块,后来腰背部疼
	什么样的疼痛呢?	时不时会有剧烈的钝痛或者刺痛,也说不清具体哪里
	您如果给疼痛的程度打个分,0~10 分,您觉得打多少分?	至少 7~8 分吧,疼得厉害的时候晚上根本睡不着
	疼痛的发作时间有没有什么规律呢?	一天都疼,晚上疼得更厉害些
3. 相关病史	那您之前有没有口服什么镇痛药物?控制得怎么样呢?	
		之前疼得厉害的时候偶尔吃吃曲马多,但依然很疼,这药吃得也没有用啊,我还听说吃止疼药会上瘾,更不太敢吃了,怎么办呢,医生?(2分)

续表

医　　生	患　　者
您目前的疼痛还是考虑癌痛为主要诱因,本身癌痛的药物治疗就需要阶梯、按时、个体化用药,您之前没有按时足量规律地使用药物,疼痛自然控制得不好;另外成瘾性的问题,您也多虑了,口服药物成瘾性的概率本来就很低,药物治疗的目的主要还是缓解疼痛,提高生活质量	
	好吧,我知道了。但医生,那些止痛药我吃了就恶心呕吐,反应特别重,这也是我不怎么想吃的原因,怎么办呢?(3分)
这些止痛药确实会有一部分患者刚开始的副作用就是恶心呕吐,但一般通过初期辅助一些镇吐药物、或者改变用药途径、抑或者减少药物的用量,都可以减轻这些副作用的,身体慢慢就能适应了,这您不用太担心的	
	那就好,医生你尽快给我开药吃吧,我现在真的疼得受不了了
好的,您别急,我来给您安排	

（第一列为"3. 相关病史"）

 参考答案及解析

本题是关于疼痛诊疗的考题,主要考查考生对疼痛科常见病种术后癌痛的有关知识及进展。这一部分是新的知识领域,也是麻醉专业考生的薄弱之处。

参考答案：

（1）药物治疗到一定时期会出现耐受,属正常药理学现象,可通过增加药量、药品替换及升阶梯治疗控制疼痛。

（2）住院期间可以提供患者自控镇痛（PCA）。

（3）可以考虑区域神经阻滞或毁损治疗,如腹腔神经丛的阻滞或者毁损、椎管内阻滞治疗。

（4）患者家庭经济条件允许的情况下,且患者健康状况可耐受的情况,可考虑脊髓电刺激（SCS）植入治疗,或者吗啡泵的植入治疗。

（5）针对肿瘤本身的化疗、放疗也可控制疼痛。

（编写：袁季　审校：魏昕）

真 题 15

一、基本信息

患者曹××,女性,34岁,因孕足月,臀位,3天前行剖宫产术。行硬膜外穿刺发现硬膜穿破,脑脊液流出,更换穿刺间隙,麻醉手术成功。患者术后第二天起床大便,今晨诉头痛,产科请麻醉科会诊。

请考生对患者进行会诊相关的病史询问及体格检查,并与患者进行必要的沟通。

二、请回答以下问题

1. 医患关系问题(由 SP 代为提问)。
2. 科室之间沟通问题(可由另一名考官扮演外科医生)(此部分无标准答案,请考官根据考生应变能力综合打分)。

硬膜外穿刺时发现硬脊膜穿破,此时你应该如何和产科医生沟通并交代?
3. 其他问题。

略。
4. 考生对未来的职业规划。

略。

三、必备技能

略。

SP 材料

病例摘要(SP 用)

1. 基本情况	病人曹××,女性,34岁,因孕足月,臀位,3天前行剖宫产术。行硬膜外穿刺发现硬膜穿破,脑脊液流出,更换穿刺间隙,麻醉手术成功 **SP 就诊状态**:模拟的年龄范围34岁左右,青年女性,小学教师,体型偏胖,去枕平卧位,因头痛重度焦虑,对答切题

续表

2. 现病史	因孕足月,臀位,3天前行剖宫产术。行硬膜外穿刺发现硬膜穿破,脑脊液流出,更换穿刺间隙,麻醉手术成功。术后第2天直立位出现头痛
3. 相关病史	**既往史**:3天前剖宫产术;无明确药物食物过敏史;无过敏性鼻炎、哮喘病史;无结核、肝炎等传染病史;无家族性遗传病史 **个人史**:无吸烟饮酒史,无毒物接触史

SP 脚本

	医　　生	患　　者
1. 问候及患者信息确认	您好！您是曹××吗?	是的
	我是麻醉科××医生,您现在的主要问题是什么?	头痛(痛苦貌)
2. 现病史	疼痛在什么位置?左边还是右边?按压感觉疼吗?	不是,就是从脖子后面,疼,早上起床突然特别疼,现在不敢起来了,疼好一点了
	双手双脚有没有力气,有没有感觉哪边没劲、发麻?	这个倒没有
	我了解了一下你当时麻醉的情况,我们的麻醉医生当时和您反复交代了,要绝对卧床	当时是这么讲的,我也卧床了呀,可是昨天解大便,在床上实在解不出来,就起来了,我以为就那么一会,应该没问题
	需要绝对卧床,大小便也要在床上的	
3. 相关病史	有没有对什么东西过敏?对什么药物过敏吗?	没有
		我这不会有什么后遗症吧?不会好不了吧?(2分)
	不会的,您可以放心,只要绝对卧床一周,肯定可以好的,而且不会有后遗症	
		要1个礼拜啊,你看我隔壁床病人术后3天都出院了,你这是不是医疗事故?(3分)

续表

医　生	患　者
3. 相关病史	这是麻醉操作常见的不良反应,就和手术有出血一样。你的硬脊膜上有一个小洞,只要绝对卧床,把这个小洞长好就完全好了,但是如果您总是起床,这个小洞就总是长不好	
		好的,我知道了

 参考答案及解析

这套题主要考查考生对硬膜外穿刺并发症——硬脊膜穿破后头痛 PDPH 的了解,会诊不同于术前访视,会诊的重点在于了解患者麻醉时的症状体征和并发症的防治,及时安抚患者情绪。

科室沟通题考查考生是否知道发现硬脊膜穿破后的防治。

参考答案:

(1) 发现硬脊膜穿破,脑脊液流出,需做好补救工作,如补液、口服药物、交代患者绝对平卧等。

(2) 做好与患者的沟通工作,取得患者的理解与配合。

(3) 当时就与产科医生沟通,硬膜外穿破是麻醉操作常见的不良反应,无需紧张。患者有头痛主诉的时候请安慰患者,取得产科医师的理解与配合,并交代好术后补液、卧床等注意事项。

(4) 随访患者,安慰患者,如症状严重,可单次或持续予以生理盐水(通常是 20~30 mL)硬膜外腔注入,若症状仍不能缓解,可予以血补丁,必要时可综合治疗(针刺穿位等)。

(5) 与产科医生沟通,随时可请麻醉科会诊。

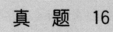

真 题 16

一、基本信息

患者曹××,女性,35 岁,体重 75 kg,因混合痔,直肠脱垂,2 天前痔疮手术。麻醉方式:喉罩全麻;手术体位:截石位。患者术后第二天感觉右脚麻木,走路无力,外科请麻醉科会诊。

其他:术后 1 日血常规血红蛋白 102 g/L,其余无异常。

请考生对患者进行会诊,进行与病情相关的病史询问及体格检查,并与患者进行必要的沟通,并书写会诊意见(无须进行术前访视)。

会 诊 单

病区:普外科病区　　床号:×床　　姓名:曹××

病史:患者,曹××,女性,因混合痔,直肠脱垂,2 天前行混合痔内扎外剥术。患者术后第二天感觉右脚麻木,右腿无力,无发热,无切口感染出血等。外科请麻醉科会诊。

其他:术后 1 日血常规血红蛋白 102 g/L,其余无异常。

现特请麻醉科会诊,协助诊治,谢谢!

请在此处书写会诊意见:

二、请回答以下问题

1. 医患关系问题(由 SP 代为提问)。

2. 科室之间沟通问题(可由另一名考官扮演外科医生)(此部分无标准答案,请考官根据考生应变能力综合打分)。

如该患者麻醉方式为腰麻,在会诊时,外科询问是否为穿刺并发症,此时你应该如何和外科医生沟通并分析病情?

3. 其他问题。

略。

4. 考生对未来的职业规划。

略。

三、必备技能

略。

SP 材料

病例摘要(SP 用)

1. 基本情况	患者曹××,女性,35 岁,体重 75 kg,因混合痔,直肠脱垂,2 天前痔疮手术。麻醉方式:喉罩全麻;手术体位:截石位。患者术后第二天感觉右脚麻木,走路无力,外科请麻醉科会诊 **SP 就诊状态**:模拟的年龄范围 35 岁左右,青年女性,自由职业,教育经济水平中等,平卧位,中重度焦虑,对答切题
2. 现病史	2 天前行混合痔内扎外剥术。患者术后第二天感觉右脚麻木,右腿无力,无发热,无切口感染出血等 其他:术后 1 日血常规血红蛋白 102 g/L,其余无异常
3. 相关病史	**既往史**:否认 **个人史**:无吸烟饮酒史,无毒物接触史

SP 脚本

	医　　生	患　　者
1. 问候及患者信息确认	您好!您是曹××吗?	是的
	我是麻醉科××医生,您现在的主要问题是什么?	右脚麻,还有下地感觉没劲(焦虑貌)
2. 相关的体格检查	麻木主要在什么地方?	脚底,脚背都麻
	查体,注意仔细检查麻木的具体位置,包括脚底、足背、足内踝、外踝	发现内踝皮肤感觉正常
	查体抬腿肌力,直腿抬高试验,足背伸,勾足等动作	发现患者抬腿肌力 5 级,直腿抬高试验(-);足背伸稍差
3. 相关病史	您有腰椎间盘突出吗?	没有,我平时腰没有问题
	我了解了一下您当时麻醉的情况,您当时上的是全身麻醉,没有进行椎管内穿刺,所以我们认为与麻醉关系不大	
		那我怎么回事?(3 分)
	但是您手术时,两条腿是架起来的,有可能手术时间有点长,有点压迫到了	啊,我这不会有什么后遗症吧,不会好不了吧?(2 分)
	不会的,您可以放心,您现在症状不重,肯定可以好的,而且不会有后遗症	
	我和您主治医生讨论一下,用一些营养神经的药物,再请其他专科医生给您会诊	好的,我知道了

参考答案及解析

真题16也是一道涉及术后并发症的问题,行椎管内阻滞的患者,如果出现下肢任何位置麻木等问题,麻醉科都会接收到类似会诊单,访视患者的重点和难点是进行详细的神经支配区域的诊断和鉴别诊断。如果是行椎管内麻醉的患者,一定要和椎管内麻醉相关的并发症进行鉴别。通过问诊和体格检查,判断该例患者其实是全身麻醉,考查难度不高。通过自己的问病史和体格检查,应该发现累及的目标神经是坐骨神经,联想到患者手术体位,获得诊断并不困难。

本单元还考查会诊单的书写,麻醉科考生平时较少进行医疗文书的书写,这也是大多数考生的弱项。附会诊单书写要点:

会 诊 单

病区:普外科病区 床号:×床 姓名:曹××

病史:患者曹××,女性,因混合痔,直肠脱垂,2天前行混合痔内扎外剥术。患者术后第二天感觉右脚麻木,左腿无力,无发热,无切口感染出血等。外科请麻醉科会诊。

其他:术后1日血常规血红蛋白102 g/L,其余无异常。

先特请麻醉科会诊,协助诊治,谢谢!

请在此处书写会诊意见:

病史敬悉(**模板**)。患者目前痔疮手术术后第2天,否认高血压、糖尿病、心脏病等系统性疾病史。2天前在喉罩全麻,截石位下手术,麻醉效果佳,手术顺利,术中及恢复室无特殊情况发生。今日患者术后第二天感觉右脚麻木,右腿无力,无发热,无切口感染出血等(**描述病情的经过、发展,目前患者的情况**)。

查体:神清,精神可,焦虑,双下肢肌力Ⅴ级,右足底、足背感觉麻木,内踝皮肤感觉正常,股四头肌肌力正常,腓肠肌肌力略有下降(**查体:主要是专科情况**)。

检查检验:血常规血红蛋白102 g/L(**有意义的检查检验及会诊结果**)。

诊断:截石位术后坐骨神经损伤(**诊断**)。

Rx:1. 同意贵科诊治,结合患者麻醉方法,暂不考虑麻醉相关并发症,鉴于患者手术时体位(截石位)及相关体征及症状,考虑系腘窝坐骨神经受压所致。

2. 建议相关科室会诊并加用营养神经药物,休息。

3. 我科随诊,谢邀!

(Rx是处理的意思,分条写清楚,记得第一条是"同意贵科诊治",最后一条是:"我科随诊,谢邀!"。这是固定模板。中间可写目前的处理意见)

麻醉科:×××

×年×月×日(**具体可写到几时几分**)

真题 17

一、基本信息

患者曹××,女性,63 岁,因发现右肾占位 1 年,增大 1 月,诊断为右肾癌,拟行肾癌根治术。既往有肝硬化病史十余年,6 年因门脉高压行脾切除术,1 年前因食管胃底静脉曲张行内镜下硬化剂注射术,两次手术均为全身麻醉。

检查结果:

心电图:窦性心律,ST-T 改变。

UCG 及颈动脉彩超:左房增大,轻度二尖瓣反流,轻度主动脉瓣反流。

腹部 CT:右侧肾上级 60 mm×50 mm 占位,门静脉血栓形成。

下肢彩超:右下肢肌间静脉血栓。

检验结果:

血常规:WBC $4.1×10^9$/L,RBC $3.8×10^{12}$/L,Hb 102 g/L,Hct 32%,PLT $61×10^9$/L。

尿常规:无特殊。

血生化:白蛋白 22 g/L,肌酐 181 mmol/L,血糖、电解质正常,转氨酶正常。

DIC 全套:PT、APTT、TT 正常,Fib 4.34 g/L,D-二聚体 2.6 mg/L。

请考生对患者进行术前相关的病史询问及体格检查,并与患者进行必要的沟通。之后和家属进行术前风险告知并签署知情同意书。

二、请回答以下问题

1. 医患关系问题:请根据该患者病情,和家属进行术前风险沟通(由考官扮演家属)。

2. 科室之间沟通问题(可由另一名考官扮演外科医生)(此部分无标准答案,请考官根据考生应变能力综合打分)。

外科认为手术不复杂,没有为患者打大手术报告,准备 ICU,请与外科医生沟通相关事宜。

3. 其他问题。

由考官即兴设计问题,此问题计分低,仅考查考生临场能力。

4. 考生对未来的职业规划。

由考官即兴设计问题,此问题计分低,仅考查考生工作态度。

三、必备技能

略。

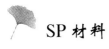

SP 材料

病例摘要(SP 用)

1. 基本情况	患者曹××,女性,63 岁,因发现右肾占位 1 年,增大 1 月,诊断为右肾癌,拟行肾癌根治术 **SP 就诊状态**:模拟的年龄范围老年女性,小学文化程度,务农,轻度焦虑,对答切题
2. 现病史	发现右肾占位 1 年,增大 1 月,诊断为右肾癌
3. 相关病史	**既往史**:有肝硬化病史十余年,6 年因门静脉高压行脾切除术,1 年前因食管胃底静脉曲张行内镜下硬化剂注射术,两次手术均为全身麻醉 **个人史**:无吸烟饮酒史

SP 脚本

	医 生	患 者
1. 问候及患者信息确认	您好!您是曹××吗?	是的
	我是麻醉科××医生,请问您是明天手术吗?	是的
2. 现病史	做什么手术您知道吗?手术部位标记了吗?	是右侧肾脏(用手指部位)
	好的,请问您是如何发现的?是体检发现?还是有什么不舒服?	是去年住院时做 CT 发现的,没什么感觉,今年复查长大了,就过来了
3. 相关病史	您去年住院是做什么手术吗?	当时因为消化道出血,在消化科做的内镜手术
	消化道出血当时是怎么发现的?	当时大便漆黑的,还头晕,到医院检查医生讲是消化道出血,要住院
	哦,当时上的什么麻醉?	全麻的
	术后恢复怎么样?	还行吧,都在家休息
	那您还做过什么其他手术吗?	我有肝硬化,还做过脾切除
	脾切除手术是什么时候做的?	6 年前
	那您肝硬化有多久了?	记不得了,有十几年了

续表

	医 生	患 者
3. 相关病史	那您平时有刷牙容易出血,消化道出血还有吗?	刷牙容易出血,消化道出血去年做过手术现在没有了
	好的,我知道了。	
	有其他慢性疾病吗?	有糖尿病
	糖尿病多久了?	也有好几年,不记得了
	在吃药吗?	一直吃,从去年开始控制不好,现在已经打胰岛素了
	有高血压吗?	没有
	有心脏问题吗?	没有
	有没有支气管炎?	没有
	有药物过敏或者其他食物东西过敏吗?	没有
4. 术前必要交代	好的,我们明天为了保证您的安全,明天会给您做个动脉穿刺,脖子上这个位置也需要进行穿刺	好的,不会很疼吧?
	动脉穿刺和手术打静脉针差不多,不会太疼,您放心吧,主要是保证您手术安全(5分,与家属交代才有分)	
		我这个手术不会很危险吧,我不想做,我小孩非要让我做
	您放心,具体情况我们会和您家属沟通的,您不用太担心	
5. 必要的体格检查	没有假牙或活动的牙齿吧(让患者张口观察张口度,测试马氏分级)	没有
	请尽量后仰,颈椎有问题吗(甲颏间距,活动颈部观察颈部活动度)	
6. 其他	今晚吃点容易消化的,12点以后就不要吃东西了	好的

参考答案及解析

此题需重视阅读试题,试题中明确告知考生,对患者进行术前访视和沟通,但是告知风险和签署知情同意书是与家属(这次要求签署知情同意书)!并且在后续题干中仍然再次提示要和家属进行风险沟通。在考题设计上主要考查考生对患者的"人文关怀"。

在和家属进行术前风险沟通和签署知情同意书的时候,需提到的麻醉风险主要包括:<u>切除肿瘤导致的出血(2分),瘤栓脱落导致的肺栓塞(2分),肝肾功能不全致药物代谢障碍致苏醒延迟、肝衰竭,肝昏迷需要送 ICU(1分)</u>。

科室沟通题主要考查考生对题干的归纳总结,是否对该患者的病情作出评估。

参考答案:强调患者此次手术以及合并症的风险,与外科医生妥善沟通,必要时联系上级麻醉医生与其沟通,出现言语冲突不得分。

真 题 18

一、基本信息

患儿刘××,男性,42天,诊断为先天性幽门梗阻,拟行腹腔镜下幽门环肌切开术。否认心肺等重大脏器疾病史;无过敏史。

个人史:孕36周,剖宫产,出生体重:2.7 kg,喂养方法:混合喂养。

检查结果:

心电图:窦性心律,ST段改变,心率142次/分。

UCG:房间隔缺损(5 mm),LVEF 68%。

检验结果:

血常规、血生化、凝血象基本正常。

请考生对其进行完整的术前访视及麻醉相关体格检查,并做术前必要告知(不要求签署知情同意书)。

二、请回答以下问题

1. 医患关系问题(由 SP 代为提问)。
2. 科室之间沟通问题(可由另一名考官扮演外科医生)(此部分无标准答案,请考官根据考生应变能力综合打分)。

患儿术前电解质提示血钾 2.8 mmol/L,此时你该如何和外科医师沟通?

3. 其他问题。

由考官即兴设计问题,此问题计分低,仅考查考生临场能力。

4. 考生对未来的职业规划。

由考官即兴设计问题,此问题计分低,仅考查考生工作态度。

三、必备技能

略。

 SP 材料

病例摘要(SP 用)

1. 基本情况	患儿刘××,男性,42天,诊断为先天性幽门梗阻,拟行腹腔镜下幽门环肌切开术。由患儿母亲代主诉 **SP就诊状态**:模拟的年龄范围20～40岁,女性,中等或中下经济地位,衣着外表符合上述社会角色。精神一般,焦虑面容,术前在病房照顾患儿
2. 现病史	因反复呕吐半月余,现加重一周,急诊入院检查发现先天性幽门肥厚。现入院行手术治疗。拟行腹腔镜下幽门环肌切开术。
3. 相关病史	**既往史**:否认心肺等重大脏器疾病史;无过敏史 **个人史**:孕36周,剖宫产,出生体重:2.7 kg,喂养方法:混合喂养

SP 脚本

	医 生	患 者
1. 问候及患者信息确认	您好!我是麻醉医生××,这是刘××小朋友吗?	是的
	请问您是他妈妈吗?	是的
	是准备明天手术吗?	是的
2. 现病史	请问您知道是做什么手术吗?	胃幽门那部分的手术吧
	请问刘××小朋友这次住院是因为什么原因?	出生后十余天就经常吐奶,这几天吐得厉害了,到医院检查说是幽门肥厚
3. 相关病史	小朋友什么时候出生的?	有40多天了
	出生时足月吗?	不足月,大概36周时出生的
	是顺产还是剖宫产?	剖宫产
	您知道是什么原因剖宫产吗?	医生讲是羊水少

续表

	医　　生	患　　者
3. 相关病史	出生时评分多少？	这个不太清楚
	出生时体重多少？	5斤4两
	那现在宝宝多重啊？	5斤6两
	睡觉的时候有没有憋气或有喘鸣音？	没有
	出生后去新生儿住院了吗？	没有
	出生后有没有发现其他的异常？	除了经常吐，没有其他的
		这次体检查出来我孩子有心脏病，心脏外科医师刚才来过了，说也要手术，这可怎么办啊？这个心脏病严重吗？（极度焦虑，欲哭）(3分)
	嗯，他的心脏是有点问题，不过从现在情况看，您孩子还是要把现在的手术先做了，至于心脏方面的问题，等孩子大一点再做，您不用太担心，也是不大的手术，现在技术都很成熟，放心吧	
	哭的时候面部可出现过青紫色？	没有
	近期有没有感冒咳嗽？	没有
	您和您爱人没有什么家族遗传病史吧？	没有
	宝宝没有对什么东西过敏吧？	现在还没发现
4. 评估气道及发育情况	能让小朋友哭一下吗？我要估计一下张口度	可以
	判断是否存在巨舌和小颌畸形，面部发育有无异常	
	患儿是否精神状态烦躁、萎靡，口唇是否干燥，前囟门是否凹陷，皮肤弹性情况	
5. 脱水程度的评估心肺听诊	小便量多少	今天好像没什么小便，尿不湿都干的
	心脏有无杂音	
	肺部有无干湿啰音	
	告知家属采用气管内全麻及相关风险	
		全麻对小孩智力有没有影响？（很焦虑）(2分)
	您放心，目前没有相关文献证明全麻会影响智力，宝宝手术过程中也没任何不适	

参考答案及解析

本题是儿科患者的术前访视题,儿科患者的访视有其特殊性,主要为家长的代主诉。该患者为婴幼儿,在病史收集中要注意问及出生时的母婴状况,以及发育和养育情况。由于幽门梗阻引起呕吐,会导致脱水和电解质紊乱,这些代谢异常需在术前纠正,要注意通过观察黏膜、眼球张力、前囟饱满度、皮肤弹性对失水程度进行粗略评估,儿童体重减轻是判断脱水的良好指征,尿量也是评估和治疗脱水的重要指标。此患儿麻醉诱导时出现误吸的风险较大,需提前置入胃管、准备吸引设备。

医患沟通题考查了合并先心病患儿的病情评估与判断,该患儿目前的主要问题是幽门梗阻,临床上属于亚急诊,房缺虽有手术指征,但并未出现肺动脉高压、肺血量增多所导致的肺部感染等表现,所以并不是目前最佳的手术时机,医患沟通时要尽量安慰家属的情绪。其他如全麻对智力的影响是常考知识点,不再赘述。

科室沟通题同样围绕对该疾病的认识,如前所述,幽门梗阻导致的脱水和电解质紊乱,需在术前得到一定的纠正方可手术,考生此时必须做出并坚持自己的判断。

参考答案:暂缓手术。

(编写:胡玲 审校:魏昕)

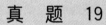

真 题 19

一、基本信息

患者张××,女性,56岁,身高 165 cm,体重 80 kg。因胆囊结石,拟行腹腔镜下胆囊切除术。既往高血压病史,口服施慧达,血压控制在 150~160/80~90 mmHg,术前辅助检查基本正常。既往行过胸腔镜下肺楔形切除术。

麻醉方案:喉罩全麻。

请考生对其进行完整的术前访视及麻醉相关体格检查,并做术前必要告知(不要求签署知情同意书)。

二、请回答以下问题

1. 医患关系问题(由考官代为提问)。
2. 科室之间沟通问题(可由另一名考官扮演外科医生)(此部分无标准答案,请考官根据考生应变能力综合打分)。

患者因惧怕疼痛,强烈要求术后使用静脉镇痛泵,手术医师因医保费用问题拒绝使用,你应该如何应对?

3. 其他问题。

由考官即兴设计问题,此问题计分低,仅考查考生临场能力。

4. 考生对未来的职业规划。

由考官即兴设计问题,此问题计分低,仅考查考生工作态度。

三、必备技能

略。

SP 材料

病例摘要(SP 用)

1. 基本情况	患者张××,女性,56 岁,因"胆囊结石"入院,诊断为慢性胆囊炎,拟在全身麻醉下行腹腔镜下胆囊切除术 SP 就诊状态:模拟的年龄范围老年女性,体型偏胖,教育水平中上,经济状况良好,中度焦虑,对答切题
2. 现病史	因"胆囊结石"入院,诊断为慢性胆囊炎
3. 相关病史	**既往史**:高血压,口服施慧达,血压控制在 150~160/80~90 mmHg **个人史**:无吸烟史,偶有饮酒

SP 脚本

	医 生	患 者
1. 问候及患者信息确认	您好!我是××医生,您是张××吗?	是的
	您是明天手术吧?	是的
2. 现病史	请问您知道是什么手术吗?	是胆囊切除
	请问您这次住院是因为什么原因?	胆囊结石,好几年了,最近好几次发作
3. 相关病史	平时身体怎样?	挺好的
	有慢性疾病吗?	没有
	有高血压吗?	有
	吃什么降压药呢,控制如何?	施慧达,一般在 150/90 mmHg 左右
	有心脏问题吗?	没有

续表

	医　　生	患　　者
	有没有支气管炎？	没有
	有药物过敏或者其他食物东西过敏吗？	没有
	之前做过手术吗？	2年前肺结节,做过胸腔镜手术
		医生,我这次手术麻醉能不能多用些药啊？我上次手术就那么点大切口,术后就一直疼痛,到现在偶尔还火辣辣得疼,疼得严重的都睡不着觉(5分)
	我能看下您上次的刀疤吗？	
		(右侧胸部)可以,你看就这么个小口子,但一直很痛,肯定是上次麻醉不够,这次一定得给我多用点啊!
3. 相关病史	您这个情况可能是出现术后慢性疼痛了,主要还是与手术操作所导致的伤害性刺激引起的,加之当时对术后急性疼痛没有及时控制,我们这次也会注意,应用多种方式来控制您的术后疼痛,避免再次出现慢性疼痛,另外,您目前的疼痛也可以通过一定方式的治疗来缓解的,这次术后可以再去咨询咨询	
		哦哦,那就好,这还能治疗啊,那回头我得去看看
	平时抽烟喝酒吗？	偶尔喝点白酒,不抽烟
	最近有没有感冒发烧？	没有
	今晚注意不要着凉了,手术当天要是感冒了,需要停手术	哦,知道了
4. 评估气道	请张开嘴(估计张口度)	
	有没有假牙？	有
	假牙可以拿掉吗？	拿不掉,固定的
	有没有活动的牙齿？	没有
	请尽量头后仰(观察颈部活动度,甲颌间距)	
	请左右活动颈部(观察颈部活动度)	

医　生	患　者
您明天是第一台手术,今晚吃点容易消化的,晚上12点后就不要吃东西喝水了,可以喝一口水把降压药吃下去	好的
	明早起来可以刷牙、漱口吗?
可以	

5. 其他（位于左侧合并单元格）

参考答案及解析

这份试题主要考查对于手术后慢性疼痛的认识,在做完整的术前访视的时候,面对SP的提问,需要安抚患者,并且给出解决方案。

科室沟通题主要考查考生和外科医生的沟通,需体现对于患者的人文关怀。

参考答案:与外科医生一起和患者沟通,腹腔镜是微创手术,术后疼痛不强烈,与患者解释可以采用静脉止痛药+切口局部注射局麻药等方法联合止痛,必要时还可以口服止痛药物,若患者仍然坚持要使用术后静脉镇痛泵,与外科医生沟通减轻疼痛是患者的主观意愿,需尊重患者意愿的表达,注重人文关怀,必要时可请上级医师指导。

真 题 20

一、基本信息

患者曹××,男性,53岁,身高169 cm,体重100 kg,BMI 35.0。因"睡眠打鼾10年伴憋醒1年"入院,拟在全身麻醉下行悬雍垂腭咽成形术。高血压2年,口服硝苯地平缓释片,血压控制一般。糖尿病病史2年,口服二甲双胍,血糖控制一般。睡眠呼吸暂停低通气综合征(OSAHS)1年。

检查结果:

多导睡眠呼吸监测:重度阻塞型低通气型OSAHS,重度低氧血症。

心电图:窦性心律,T波改变,心率61次/分。

肺CT:两肺慢性炎症。

UCG:左室偏大,左室舒张功能减低,LVEF 58%;肺动脉轻度高压,SPAP 45 mmHg。

检验结果:

血常规:WBC $5.1×10^9$/L,RBC $9.6×10^{12}$/L,Hb 152 g/L,Hct 49%,PLT $148×10^9$/L。

血生化:空腹血糖 7.2 mmol/L。
麻醉方案:气管内全麻。

请考生对其进行完整的术前访视及麻醉相关体格检查,并做术前必要告知(不要求签署知情同意书)。

二、请回答以下问题

1. 医患关系问题(由考官代为提问)。
2. 科室之间沟通问题(可由另一名考官扮演外科医生)(此部分无标准答案,请考官根据考生应变能力综合打分)。

患者入室后,说今天早上起来嗓子有点痒、打喷嚏,现在进手术室感觉有点冷,麻醉医生观察患者有点寒战,于是使用水银温度计测患者腋窝温度37.4 ℃。麻醉医生建议暂缓手术,但手术医生认为患者现在体温不是太高,不同意停手术。请问这时你会怎么办?

3. 其他问题。
由考官即兴设计问题,此问题计分低,仅考查考生临场能力。
4. 考生对未来的职业规划。
由考官即兴设计问题,此问题计分低,仅考查考生工作态度。

三、必备技能

略。

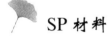

SP 材料

病例摘要(SP 用)

1. 基本情况	患者曹××,男性,53 岁,"睡眠打鼾 10 年伴憋醒 1 年"入院,拟在全身麻醉下行悬雍垂腭咽成形术 SP 就诊状态:模拟的年龄范围 53 岁男性,体型肥胖,教育水平高中,自由职业,中度焦虑
2. 现病史	因"睡眠打鼾 10 年伴憋醒 1 年"入院,拟在全身麻醉下行悬雍垂腭咽成形术
3. 相关病史	**既往史**:高血压 2 年,口服硝苯地平缓释片,血压控制一般。糖尿病病史 2 年,口服二甲双胍,血糖控制一般。睡眠呼吸暂停低通气综合征(OSAHS)1 年 **个人史**:无吸烟史,偶有饮酒

SP 脚本

	医　　生	患　　者
1. 问候及患者信息确认	您好！我是××医生，您是曹××吗？	是的
	是明天手术吧？	是的
2. 现病史	请问您知道做什么手术吗？	知道，做鼾症手术
	请问您这次住院是因为什么原因？	我睡觉打呼，最近1年老是憋醒
	您得鼾症多久了？	好久了，大概10来年了
	打呼严重吗？	严重！隔壁床的都睡不着觉（不好意思笑）
	会不会憋醒呀？	就是这1年，老是憋醒才来医院看的
	您夜里睡觉，一夜要憋醒几次？	以前还好，最近几个月晚上都得醒至少五六次
	做了睡眠监测吗？	做了，医师讲挺严重的，要手术
	白天怎么样，精神好吗？	就白天困！有时候坐着都能睡着
3. 相关病史	平时身体怎样？	马马虎虎吧
	有高血压吗？	有
	高血压几年了？	两年了
	吃什么药？	硝苯地平缓释片
	平常血压控制得怎么样啊？	我也没怎么测过。这次住院测的高压有140多，低压也有90多
	有糖尿病吗（或问血糖高吗）？	有
	糖尿病几年了？	也两年了
	吃什么药？	二甲双胍
	平常血糖控制得怎么样啊？	空腹的话，7～8吧。平常也不怎么测（笑）
	有没有气管炎？	没有
	有没有心脏病？	没有
	平常有没有心慌胸闷？	没有
	平常活动量怎么样？	我平常不怎么活动哎
	以前可住过院开过刀？	没有
	可还得过其他疾病？	没有
	有没有食物或药物过敏？	没有
	最近有感冒发烧咳嗽吗？	没有
	抽烟吗？	不抽烟

续表

	医　　生	患　　者
3. 相关病史	喝酒吗？	偶尔喝酒
		你是麻醉医生啊？请问我这是什么麻醉啊？（1分）
	您这个手术需要上全身麻醉	
		不能局麻吗？刚才别的主任跟我谈话，说我要是上全身麻醉术后要去重症监护！（有点激动）（3分）
	您先别紧张，首先，您这个手术因为部位是在头面部，而且手术比较大，时间比较长，只能上全身麻醉（1分）。其次，为了您的安全，因为您有鼾症，而且多导睡眠呼吸监测的检查结果显示您的病情还是很严重的，术后去重症监护病房过渡一段时间，对您术后恢复是有好处的，您想想，您平常睡觉都会呼吸暂停然后憋醒，麻醉手术后您这种情况肯定会更严重，去重症监护病房可以避免您在麻醉恢复过程中出现呼吸困难再插管（2分）	
		这么严重啊，那我不会死吧？（1分）
	您别担心，我们医院医疗技术水平还是很高的，您来我们医院做这个手术也是相信我们医院的（笑）。您这样的情况我们也经常会做。只要您积极配合，我们有信心能顺利完成！	
4. 评估气道	请尽量头后仰（观察颈部活动度，甲颌间距、有无小下颌）	
	请左右活动颈部（观察颈部活动度）	
	请张开嘴？张到最大（观察张口度、马氏评分）	
	有没有假牙？	没有
	有没有活动的牙齿？	没有

续表

	医　　生	患　　者
5. 其他	您今晚12点就不要吃不要喝了，但是明天早上的降压药物还要继续口服，早上起床抿一口水或者不喝水把降压药吃掉。降糖药不能吃	好的

 参考答案及解析

　　这份试题主要考查考生对睡眠呼吸暂停综合征(OSAHS)手术麻醉的认识,在术前访视患者的时候,需要针对OSAHS这种疾病的体征和临床表现作出相应的问诊。OSAHS患者常有肥胖、颈短、低氧血症、心肺等多器官受累,可能合并代谢方面的疾病,需详细询问病史(夜间憋醒情况,还可询问白天有没有瞌睡、记忆力下降等),同时结合术前检查,如多导睡眠监测、UCG、血糖等,综合评估风险,决定是否术后需直接转入ICU进一步治疗。在此基础上,与SP进行沟通。

　　科室沟通题考查的与真题1、真题3有相似之处,但此处应详细审题,虽然患者目前腋温37.4 ℃,但是患者入室后感觉冷、有寒战,提示体温可能进一步上升。

　　参考答案：<u>坚持暂缓手术(2分)</u>,患者有上呼吸道感染的症状,体温已经高出正常范围,目前还有寒战,体温可能会继续升高,专家共识指出急性上呼吸道感染择期手术建议在呼吸道感染症状控制后1～2周后进行(2分)。<u>与外科医生、患者及家属再次沟通</u>,交代风险,<u>必要时请上级医师指导(1分)</u>。

第五章 模拟题及答案

麻醉科考试分为3站。

一、第一站

麻醉科第一站为常见病例技能综合,总时长30分钟,包含考官宣读考场指令和打分、考生阅读资料并答题。具体如下:

1. 考官宣读考场指令和打分(2分钟)

(1) 考生入场,考官宣读指令A(1分钟):

您好,欢迎参加本站考试。我们是本站的考官,这是标准化病人,这是引导员,这是考试用模型。本站考试是面试考站,请先阅读考生材料。

(2) 考试结束,考官宣读指令B:

考试已经结束,您可以离开。

(3) 考官在平板上打分,签名(1分钟)。

2. 考生阅读资料(3分钟)并答题(25分钟)

试题部分提供了病例基本信息和答题需求。考间内有相应的设备、模拟病人和模拟操作设备。

您现在是该患者的麻醉医师。您有3分钟时间阅读基本信息和答题需求,请认真阅读基本信息,并在25分钟内完成题目给出的任务。

二、第二站

麻醉科第二站为特殊病例技能综合,总时长30分钟,也包含考官宣读考场指令和打分、考生阅读资料并答题。具体内容同第一站。

三、第三站

麻醉科第三站为面试沟通及必备技能,总时长30分钟,包含考官宣读考场指令和打分、考生阅读资料并答题。具体如下:

1. 考官宣读考场指令和打分(2分钟)

具体内容同第一站。

2. 考生阅读资料(3分钟)并答题(25分钟)

本站考试为面试考站。你需要完成以下任务:访视部分由标准化病人配合完成。

(1) 您现在是一名患者的麻醉医师。您需要根据以下患者信息完成术前一日的访视。

(2) 与考官沟通相关问题。

(3) 在模拟人身上完成徒手心肺复苏和除颤2项操作。

您有3分钟时间阅读基本信息和答题需求,请认真阅读基本信息,并在25分钟内完成上述任务。

模 拟 题 1

考 生 版

麻醉科第一站·常见病例技能综合

一、基本信息

现病史:患者,女性,45岁,因外伤致颈椎骨折入院,拟行"颈椎内固定术"。

既往史:无。

查体:53 kg,157 cm,血压 103/65 mmHg,心率 52 次/分,呼吸频率 16 次/分,吸空气时氧饱和度 96%。胸4水平以下感觉、运动丧失,大小便失禁。

检查结果:

心电图:窦性心动过缓,心率 56 次/分。

胸部 CT:双肺少许炎症,右侧少量胸腔积液。

颈椎磁共振:颈椎退行性变,颈 2/3 至 6/7 椎间盘突出;颈 4 椎体棘突骨折。

超声心动图:基本正常超声心动图。

检验结果:

血常规:Hb 112 g/L,RBC $3.1×10^{12}$/L,PLT $108×10^9$/L,WBC $5.2×10^9$/L。

血生化:未见明显异常。

凝血象:D-二聚体 2.3 mg/L,余未见明显异常。

二、要求的操作

1. 对模拟病人的监测评估和三方核对。

2. 借助模型进行硬膜外麻醉/蛛网膜下腔麻醉操作。
3. 借助模型进行桡动脉穿刺术。

三、请回答以下问题

1. 针对该患者,为避免脊髓损伤,你打算选择哪种方式建立气道?
2. 患者入院在急诊科,血压 90/60 mmHg,心率 56 次/分,无其他部位外伤,请问你考虑患者发生了什么?病理生理机制是什么?
3. 该患者拟行后路颈椎内固定术,请简述俯卧位对患者生理影响有哪些。
4. 你打算进行有创动脉压监测,并采取目标导向的液体治疗(GDFT),请问你会用哪些指标来评估 GDFT 的效果?请问何为 ppv? ppv 的诊断阈值大约为多少?哪些因素可影响 ppv 的测值准确性?
5. 请问术后失明的高危因素有哪些?如何避免?

麻醉科第二站·特殊病例技能综合

一、基本信息

现病史:患者,男性,48 岁,因"发现前纵隔占位 1 周"入院,诊断为前纵隔占位,拟行开胸占位切除术。6 个月前诊断为重症肌无力(眼肌型),神经内科正规治疗,现病情控制稳定。因咳嗽 10 天,肺部 CT 提示纵隔占位。

既往史:重症肌无力 6 个月,服用溴吡斯的明剂量 120 mg/d。否认手术史。

个人史:否认吸烟饮酒史。

查体:身高 180 cm,体重 85 kg,BMI 26.2 kg/m^2,神志清楚,血压 136/80 mmHg,心率 68 次/分,呼吸频率 14 次/分,SpO$_2$ 98%(未吸氧)。张口度 3 指,马氏分级Ⅱ级,双肺未闻及明显干湿性啰音。

检查结果:

心电图:窦性心律,心率 68 次/分。

肺部 CT:前上纵隔软组织结节影,约 3 cm×2 cm 大小,考虑胸腺瘤可能,请结合临床。

神经内科会诊意见:维持目前治疗措施,余无特殊处理。

检验结果:

血常规:WBC $9.5×10^9$/L,RBC $4.4×10^{12}$/L,Hb 137 g/L,PLT $314×10^9$/L。

血生化:未见明显异常。

凝血象:未见明显异常。

二、要求的操作

1. 设备和麻醉前药品、物品准备。

2. 借助模型进行气管内插管术。
3. 借助模型进行深静脉穿刺术。

三、请回答以下问题

1. 胸腺附近有哪些重要的血管和器官？
2. 该患者诊断为重症肌无力，请问该类患者术中使用肌松药（去极化和非去极化）的注意事项有哪些。
3. 假如：患者的肺部 CT 提示无名静脉被肿瘤累及，此时你打算选择哪个入路进行深静脉穿刺？该路径穿刺点怎么定位？穿刺和留置注意事项有哪些？
4. 手术即将结束，请问是否需要将该患者送 ICU 继续机械通气？简述术后需要机械通气的指征。
5. 术后 24 小时，患者因视物重影、呼吸困难、发音困难、口唇眼睑发绀、咳痰无力，SpO_2 87%（高流量吸氧 30 L/min），无恶心呕吐、无瞳孔小，术后肺 CT 提示肺部感染，请问该患者可能发生了什么情况？如何处理？

麻醉科第三站·面试沟通及必备技能

一、基本信息

现病史：患者，张××，女，68 岁，身高 155 cm，体重 54 kg。因"大便带血 1 月"入院，诊断为结肠脾区占位，拟在全身麻醉下行结肠癌根治性切除术（患者有肠穿孔病史，未选择腔镜手术）。

既往史：高血压 20 年余，口服利血平片，平素不测血压，停药 2 天，未口服降压药；哮喘病史 20 余年，近几年活动后气喘明显。

检查结果：
心电图：窦性心律，ST 段改变，心率 73 次/分。
肺 CT：双肺肺气肿改变。
肺功能：重度阻塞性肺通气功能下降，$FEV_1 < 40\%$。
UCG：左室偏大，左室舒张功能减低，LVEF 58%；肺动脉轻度高压，SPAP 45 mmHg。
检验结果：
血常规、血生化、凝血象基本正常。
请考生对其进行完整的术前访视及麻醉相关体格检查，并做术前必要告知（不要求签署知情同意书）。

二、请回答以下回答

1. 医患关系问题。

2. 科室沟通题(5分)。

由考官即兴设计问题,此问题计分低,仅考查考生临场能力(可由另一名考官扮演外科医生)(此部分无标准答案,请考官根据考生应变能力综合打分)。

患者入室后,说有点心慌胸闷,测血压 202/122 mmHg,心率 105 次/分,SpO_2 92%,心电监护见 ST 段轻度抬高。麻醉医生建议暂缓手术,但手术医生认为患者是紧张导致的,不同意停手术,让麻醉医生给点咪达唑仑。请问这时你会怎么办?

3. 其他问题。

由考官即兴设计问题,此问题计分低,仅考查考生临场能力。

4. 考生对未来的职业规划。

由考官即兴设计问题,此问题计分低,仅考查考生工作态度。

三、必备技能

1. 徒手心肺复苏。
2. 除颤。

考 官 版

麻醉科第一站·常见病例技能综合

一、基本信息

现病史:患者,女性,45岁,因外伤致颈椎骨折入院,拟行颈椎内固定术。

既往史:无。

查体:53 kg,157 cm,血压 103/65 mmHg,心率 52 次/分,呼吸频率 16 次/分,吸空气时 SpO_2 96%。胸 4 水平以下感觉、运动丧失,大小便失禁。

检查结果:

心电图:窦性心动过缓,心率 56 次/分。

胸部 CT:双肺少许炎症,右侧少量胸腔积液。

颈椎磁共振:颈椎退行性变,颈 2/3 至 6/7 椎间盘突出;颈 4 椎体棘突骨折。

超声心动图:基本正常超声心动图。

检验结果:

血常规:Hb 112 g/L,RBC $3.1×10^{12}$/L,PLT $108×10^9$/L,WBC $5.2×10^9$/L。

血生化:未见明显异常。

凝血象:D-二聚体 2.3 mg/L,余未见明显异常。

二、要求的操作

1. 对模拟病人的监测评估和三方核对。
2. 借助模型进行硬膜外麻醉操作。
3. 借助模型进行桡动脉穿刺术。

三、请回答以下问题

1. 针对该患者,为避免脊髓损伤,你打算选择哪种方式建立气道(5分)?
2. 患者入院在急诊科,血压90/60 mmHg,心率56次/分,无其他部位外伤,请问你考虑患者发生了什么?病理生理机制是什么(3分)?
3. 该患者拟行后路颈椎内固定术,请简述俯卧位对患者生理影响有哪些(5分)。
4. 你打算进行有创动脉压监测,并采取目标导向的液体治疗(GDFT),请问:你会用哪些指标来评估GDFT的效果?何为PPV?PPV的诊断阈值大约为多少?哪些因素可影响PPV的测值准确性(10分)?
5. 术后失明的高危因素有哪些?如何避免?(7分)

评 分 内 容	满分	扣分
1. 针对该患者,为避免脊髓损伤,你打算选择哪种方式建议气道?	5分	—
(1) 清醒下行纤支镜气管插管	2分	
(2) 也可在助手手法线性固定颈椎情况下,尽量减少颈椎活动,采用可视喉镜插管	2分	
(3) 避免颈椎后伸	1分	
2. 患者入院在急诊科,血压90/60 mmHg,心率56次/分,无其他部位外伤,请问你考虑患者发生了什么?病理生理机制是什么?	3分	—
(1) 考虑患者发生了脊髓休克	1分	
(2) 病理生理机制:脊髓休克为脊髓急性损伤后,交感神经被阻断,由副交感神经占优势导致的神经源性休克,损害水平以下血管扩张导致低血压	1分	
(3) T_6水平以上的脊髓损伤导致心动过缓	1分	
3. 该患者拟行后路颈椎内固定术,请简述俯卧位对患者生理影响有哪些	5分	—
(1) 体循环和肺循环阻力增加	1分	
(2) 左心射血分数和心输出量下降	1分	
(3) 膈肌受腹内压挤压导致气道峰压增高,气道水肿;但是通气血流比改善	2分	

续表

评 分 内 容	满分	扣分
(4) 其他包括失明、空气栓塞等	1分	
4. 你打算进行有创动脉压监测,并采取目标导向的液体治疗(GDFT),请问你会用哪些指标来评估 GDFT 的效果?何为 PPV?PPV 的诊断阈值大约为多少?哪些因素可影响 PPV 的测值准确性?	10分	—
(1) 指标:		
① 血压不低于正常值 20%(65~90 mmHg)	1分	
② CVP 8~12 mmHg	1分	
③ 尿量>0.5 mL/(kg·h)	1分	
④ 混合静脉氧饱和度($ScvO_2$)>65% 或中心静脉血氧饱和度(SvO_2)>70%	1分	
⑤ 每搏出量变异度(SVV)<13% 或脉压变异度(PPV)	0.5分	
⑥ 其他:红细胞压积>30%,心率不快于正常值 20%,血乳酸<2 mmol/L	0.5分	
(2) PPV 为脉压变异度,是脉压随呼吸周期变化的情况	1分	
一般 PPV>13% 可判断患者存在容量不足	1分	
(3) 影响因素包括:		
① 浅快呼吸	1分	
② 心律失常	1分	
③ 其他包括胸腔密闭性、腹内压变化等可影响测值的准确性	1分	
5. 术后失明的高危因素有哪些?如何避免?	7分	—
(1) 高危因素包括:		
① 男性	1分	
② 肥胖	1分	
③ 麻醉时间较长	1分	
④ 失血量大	1分	
(2) 预防措施:		
① 头部尽可能平齐或高于心脏水平,保持居中	1分	
② 避免眼部受压	1分	
③ 避免低血压、贫血	1分	
总分	30分	

麻醉科第二站·特殊病例技能综合

一、基本信息

现病史：患者，男性，48岁，因"发现前纵隔占位1周"入院，诊断为前纵隔占位，拟行开胸占位切除术。6个月前诊断为重症肌无力（眼肌型），神经内科正规治疗，现病情控制稳定。因咳嗽10天，肺部CT提示纵隔占位。

既往史：重症肌无力6个月，服用溴吡斯的明剂量120 mg/d。否认手术史。

个人史：否认吸烟饮酒史。

查体：身高180 cm，体重85 kg，BMI 26.2，神志清楚，血压136/80 mmHg，心率68次/分，呼吸频率14次/分，SpO_2 98%（未吸氧）。张口度3指，马氏分级Ⅱ级，双肺未闻及明显干湿性啰音。

检查结果：

心电图：窦性心律，心率68次/分。

肺部CT：前上纵隔软组织结节影，约3 cm×2 cm大小，考虑胸腺瘤可能，请结合临床。

神经内科会诊意见：维持目前治疗措施，余无特殊处理。

检验结果：

血常规：WBC $9.5×10^9$/L，RBC $4.4×10^{12}$/L，Hb 137 g/L，PLT $314×10^9$/L。

血生化：未见明显异常。

凝血象：未见明显异常。

心电图：窦性心律，心率68次/分。

二、要求的操作

1. 设备和麻醉前药品、物品准备。
2. 借助模型进行气管内插管术。
3. 借助模型进行深静脉穿刺术。

三、请回答以下问题

1. 胸腺附近有哪些重要的血管和器官（5分）？
2. 该患者诊断为重症肌无力，请问该类患者术中使用肌松药（去极化和非去极化）的注意事项有哪些（6分）？
3. 假如：患者的肺部CT提示无名静脉被肿瘤累及，此时你打算选择哪个入路进行深静脉穿刺？该路径穿刺点怎么定位？穿刺及留置的注意事项有哪些（7分）？

4. 手术即将结束,请问是否需要将该患者送ICU继续机械通气? 简述术后需要机械通气的指征(6分)。

5. 术后24小时,患者视物重影、呼吸困难、发音困难、口唇眼睑发绀、咳痰无力,SpO$_2$ 87%(高流量吸氧30 L/min),无恶心呕吐、无瞳孔小,术后肺CT提示肺部感染,请问:该患者可能发生了什么情况? 如何处理(6分)?

评 分 内 容	满分	扣分
1. 胸腺附近有哪些重要的血管和器官?	5分	—
(1) 心包(或心脏)	1分	
(2) 升主动脉	0.5分	
(3) 主动脉弓及分支	0.5分	
(4) 左头臂静脉(或腔静脉)	1分	
(5) 气管	1分	
(6) 肺动脉	1分	
2. 该患者诊断为重症肌无力,请问该类患者术中使用肌松药(去极化和非去极化)的注意事项有哪些?	6分	—
(1) 可以使用琥珀酰胆碱作用诱导药,但应避免反复应用导致2相阻滞	2分	
(2) 也可以应用非去极化肌松药,但患者对其极敏感,作用时间明显延长,应谨慎使用并使用肌松监测指导应用	2分	
(3) 也可以使用吸入麻醉药来替代肌松药	2分	
3. 假如:患者的肺部CT提示无名静脉被肿瘤累及,此时你打算选择哪个入路进行深静脉穿刺? 该路径穿刺点怎么定位? 穿刺和留置的注意事项有哪些?	7分	—
(1) 无名静脉又称头臂静脉,由锁骨下静脉和颈内静脉在胸锁关节后面汇合而成,主要接纳颈内静脉和锁骨下静脉的血液,左右无名静脉汇合成上腔静脉。因此只能选择股静脉穿刺	2分	
(2) 穿刺点:髂前上棘与耻骨结节连线的中、内段交界点(或腹股沟韧带水平)下方2~3 cm处,股动脉搏动处的内侧0.5~1.0 cm	2分	
(3) 注意事项(1分/点,总分3分): ① 测压导管深度需≥19 cm ② 影响患者活动,易感染,不宜长时间使用 ③ 穿刺点不宜过低,以免穿透大隐静脉根部 ④ 穿刺进针不宜过深,以免进入腹腔或腹膜后,引起血肿等并发症	3分	
4. 手术即将结束,请问是否需要将该患者送ICU继续机械通气? 简述术后需要机械通气的指征	6分	—
(1) 不需要	2分	

续表

评 分 内 容	满分	扣分
(2) 指征(1分/点,总分4分): ① 病程>6年 ② 有慢性呼吸道病史或重症肌无力相关呼吸道症状 ③ 服用溴吡斯的明剂量>750 mg/d ④ 肺活量<3 L ⑤ 术前使用激素 ⑥ 以前曾有呼衰发作史	4分	
5. 术后24小时,患者视物重影、呼吸困难、发音困难、口唇眼睑发绀、咳痰无力,SpO_2 87%(高流量吸氧30 L/min),无恶心呕吐,无瞳孔小,术后肺CT提示肺部感染,请问该患者可能发生了什么情况?如何处理?	6分	—
(1) 肌无力危象	2分	
(2) 处理: ① 依酚氯铵(腾喜龙)试验明确诊断(注射后1分钟内肌力增强、呼吸改善为肌无力危象)	1分	
② 保证气道通畅,插管呼吸机支持治疗,必要时气管切开,转入ICU	1分	
③ 立即新斯的明1 mg肌内注射,不能控制症状加用激素,短期大剂量,停用时应逐渐减量,必要时血浆置换、免疫抑制剂	1分	
④ 排除非麻醉药干扰神经肌肉传导(抗生素如链霉素、新霉素、庆大霉素等)	1分	
总分	30分	

麻醉科第三站·面试沟通及必备技能

一、基本信息

现病史:患者张××,女,68岁,身高155 cm,体重54 kg。因"大便带血1月"入院,诊断为结肠脾区占位,拟在全身麻醉下行结肠癌根治性切除术(患者有肠穿孔病史,未选择腔镜手术)。

既往史:高血压20年余,口服利血平片,平素不测血压,停药2天,未口服降压药;哮喘病史20余年,近几年活动后气喘明显。

检查结果:
心电图:窦性心律,ST段改变,心率73次/分。
肺CT:双肺肺气肿改变。
肺功能:重度阻塞性肺通气功能下降,FEV_1<40%。

UCG：左室偏大，左室舒张功能减低，LVEF 58%；肺动脉轻度高压，SPAP 45 mmHg。
检验结果：
血常规、血生化、凝血象基本正常。

请考生对其进行完整的术前访视及麻醉相关体格检查，并做术前必要告知（不要求签署知情同意书）。

病例摘要（SP 用）

1. 基本情况	病人：患者，张××，女，68 岁，身高 155 cm，体重 54 kg。因"大便带血 1 月"入院，诊断为结肠脾区占位，拟在全身麻醉下行结肠癌根治性切除术（患者有肠穿孔病史，未选择腔镜手术） **SP 就诊状态：**模拟的年龄范围老年女性，体型适中，文盲，务农，中度焦虑，对答切题
2. 现病史	因"大便带血 1 月"入院，诊断为结肠脾区占位
3. 相关病史	既往史：高血压 20 年余，口服利血平片，平素不测血压，停药 2 天，未口服降压药 个人史：哮喘病史 20 余年，近几年活动后气喘明显。吸烟 30 余年，无饮酒史，平素不常去医院

SP 脚本

（该患者术前服用利血平，已停药，但外科未开具其他降压医嘱，入室后出现高血压）

	医生	患者
1. 问候及患者信息确认	您好！我是××医生，您是张××吗？	是的
	您是明天手术吧？	是的
2. 现病史	请问您知道做什么手术吗？	知道，做肠子手术
	请问您这次住院是什么原因？	大便有血，到医院做了肠镜，医生讲肠子长了东西
3. 相关病史	平时身体怎样？	马马虎虎吧
	有高血压病史吗？	有
	高血压几年了？	那得有 20 多年了
	平时都吃什么药？	我不记得啦。到医院来医生让我别吃了，我就没吃
	您有没有把降压药带来？	我包里有，你看（药瓶上有"利血平"三个字）
	您这个药有几天没吃啦？	2~3 天吧。我住院就没吃了
	平常血压控制得怎么样啊？	我在老家从来没测过，进医院护士量的高压 140 多，低压 80 多
	您现在有没有吃别的降压药呢？	没有。这两天都没吃

续表

	医　　生	患　　者
3. 相关病史	您有糖尿病吗？	没有
	您有气管炎吗？	气管炎没有，但有哮喘20多年了
	平常活动怎么样？	以前还好，喘起来吃点药就好了，这几年稍微动一动就喘
	老人家您平时都用什么药啊？	我平常用这两种药（拿出2个药瓶：布地奈德、硫酸沙丁胺醇吸入气雾剂）
	这样大概多久了？	有5年了大概
	您有心脏病吗？	没有
	您以前可开过刀（做过手术）？	年轻时得过一次肠穿孔，手术好了就没犯了
	是什么时候？	呦，那得有三十几年了，具体记不清了
	可还得过其他疾病？	没有
	最近有感冒发烧咳嗽吗？	没有
	有什么药物或食物过敏吗？	没有
	抽烟吗？	抽，有30几年了，最近医生、小孩不给抽，就不抽了
	喝酒吗？	不喝酒
		我想问一下啊，医生讲我肺功能不好，打半麻安全一点，你们打算给我上什么麻醉啊？(2分)
	结合您这个手术麻醉需要和您肺功能不好的情况，我们讨论认为还是全麻对您更安全，这个请您放心，也可能术后要到监护室住一段时间，等恢复好了就可以回到病房了	
		那开刀我可会疼啊？我可怕疼了！(有点紧张)(1分)

续表

医　　生	患　　者
3. 相关病史	您先别紧张,我们给您用的麻醉药物中就有镇痛药。我们会给您实施多模式的镇痛方案,在麻醉开始前就使用超前镇痛药,麻醉过程中和麻醉结束后也可以使用镇痛药,您放心,我们的镇痛药种类很多的(笑)。您要是怕疼也可以用镇痛泵。手术结束回病房了您还觉得疼,病房医生也会给您用止痛药的,如果用了止痛药您还是疼,我们也可以给您打神经阻滞,把您刀口附近的神经阻滞了您就不疼了。我们有很多止痛的手段。当然,手术后还是跟您正常时候不一样的,手术是有创伤的,为了您的安全,我们不建议您使用太多镇痛药	好的
4. 评估气道	请尽量头后仰(观察颈部活动度,甲颌间距、有无小下颌)	
	请左右活动颈部(观察颈部活动度)	
	请张开嘴? 张到最大(观察张口度、马氏评分)	
	有没有假牙?	没有
	有没有活动的牙齿?	没有
5. 其他	您记得今晚和明早测量血压。我也会提醒外科医生的。如果血压高,还是要吃药的,医生开药,发给您吃。还有,您在手术前,记得用一次哮喘药,然后把药也一起带到手术室,老人家,别忘了(2分)	好的

二、请回答以下问题

1. 医患关系问题。

(1) 我想问一下,医生讲我肺功能不好,打半麻安全一点,你们打算给我上什么麻醉吗

(2分)?

(2) 开刀我可会疼啊？我可怕疼了(有点紧张)(1分)！

(3) 还有,您在手术前,记得用一次哮喘药,然后把药也一起带到手术室。老人家,别忘了(2分)(考生主动提出)。

2. 科室沟通题(5分)：

由考官即兴设计问题,此问题计分低,仅考查考生临场能力(可由另一名考官扮演外科医生)(此部分无标准答案,请考官根据考生应变能力综合打分)。

患者入室后,说有点心慌胸闷,测血压 202/122 mmHg,心率 105 次/分,SpO_2 92%,心电监护见 ST 段轻度抬高。麻醉医生建议暂缓手术,但手术医生认为患者是紧张导致的,不同意停手术,让麻醉医生给点咪达唑仑。请问这时你会怎么办？

参考答案：

医患关系问题：全身麻醉更为安全,理由：椎管内麻醉平面如达到胸4以上(结肠癌手术需要达到的平面),会抑制呼吸功能包括支气管平滑肌收缩,腹式呼吸减弱等,导致患者出现安全隐患,应坚持全麻的观点,否则酌情扣分。

科室沟通题：

坚持暂缓手术(2分),患者血压＞180/120 mmHg,ST 段抬高,有心慌胸闷症状,不能排除高血压危象、高血压急症,根据教科书及围术期高血压患者管理专家共识(2021)指出,择期手术暂缓进行,需短时间内采取措施改善心肌供血,迅速降低血压但不能直接降至正常,排查引起血压骤升的原因(嗜铬细胞瘤？停降压药后未服药？)(2分)。与外科医生、患者及家属再次沟通,交代风险,必要时请上级医师指导(1分)。

3. 其他问题。

由考官即兴设计问题,此问题计分低,仅考查考生临场能力。

4. 考生对未来的职业规划。

由考官即兴设计问题,此问题计分低,仅考查考生工作态度。

三、必备技能

略。

模 拟 题 2

考 生 版

麻醉科第一站·常见病例技能综合

一、基本信息

现病史：患者，男性，45岁，因大便带血，痔核脱出10余年，加重半年，诊断为痔疮，直肠脱垂，拟行外剥内扎术。

既往史：无。

查体：73 kg，167 cm，血压130/70 mmHg，心率72次/分，呼吸频率12次/分，吸空气时SpO_2 98%。

检查结果：

心电图：窦性心律，心率66次/分。

胸部CT：双肺小微结节。

超声心动图：基本正常超声心动图。

检验结果：

血常规：Hb 142 g/L，RBC 4.1×10^{12}/L，PLT 108×10^9/L，WBC 5.2×10^9/L。

血生化：未见明显异常。

凝血象：未见明显异常。

二、要求的操作

1. 对模拟病人的监测评估和三方核对。
2. 借助模型进行硬膜外麻醉操作。
3. 借助模型进行桡动脉穿刺术。

三、请回答以下问题

1. 患者拟进行椎管内阻滞，请问你的麻醉方案有哪些？你更倾向于选择哪种麻醉方法？原因是什么？何为鞍麻？应该如何实施？

2. 该患者术后拟进行硬膜外持续镇痛,药液配方为 0.15% 罗哌卡因 + 吗啡 4 mg/100 mL,请问鞘内注射阿片类药物有哪些副作用?

3. 请简述椎管内穿刺的椎间隙体表定位标志有哪些(至少 4 个)。

患者拟实施腰硬联合麻醉,请问哪种局麻药不推荐用于蛛网膜下腔阻滞?原因是什么?

该患者麻醉后平面达到 T_4,请问达到该平面的椎管内阻滞后对患者循环、呼吸等的生理影响有哪些?

麻醉科第二站·特殊病例技能综合

一、基本信息

现病史:患者,男性,59 岁,因"摔伤后右侧肩关节疼痛伴活动受限 40 余天"入院,诊断为右肩关节肩袖损伤,拟行右侧肩关节镜检查 + 肩袖修补 + 肩峰成形术。

既往史:高血压、糖尿病病史。

查体:69 kg,168 cm,血压 138/85 mmHg,心率 85 次/分,呼吸频率 15 次/分,吸空气时 SpO_2 98%。

检查结果:

心电图:窦性心律,心率 85 次/分。

胸部 CT:右肺散在结节,随诊,右肺下叶肺大疱。

颅脑 CT:多灶性腔梗。

颈动脉彩超:双侧颈动脉内-中膜增厚伴左侧斑块形成(单发,狭窄率<50%)。

检验结果:未见明显异常。

二、要求的操作

1. 对模拟病人的监测评估和三方核对。
2. 借助模型进行腰麻操作。
3. 借助模型进行桡动脉穿刺术。

三、请回答以下问题

1. 请问该患者可以选择什么麻醉方法?

2. 该患者全身麻醉后 Bp 128/79 mmHg,HR 76 次/分,体位由平卧位改为沙滩椅位时,Bp 89/57 mmHg,HR 56 次/分,请问你考虑出现此时情况的原因是什么?如何处理?

3. 手术开始,为减少关节腔出血,可以采取哪些措施?手术进行 20 分钟,此时有创动脉压 138/91 mmHg(换能器在左心室水平),心率 67 次/分,外科医生诉关节腔渗血明显,这时你如何处理？

4. 手术结束，为患者行超声引导下肌间沟臂丛神经阻滞作为术后镇痛，请回答图中的解剖结构。还可以选择什么神经阻滞作为术后镇痛的方法？

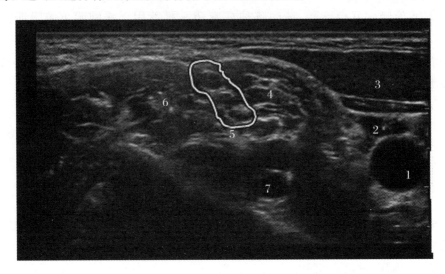

5. 手术时间 2 小时 40 分钟，患者在恢复室观察了 70 分钟仍未苏醒，Bp 102/58 mmHg，HR 65 次/分，测量耳温为 35.5 ℃，请问此时患者发生了什么情况？如何处理？你的目标体温是多少？

麻醉科第三站·面试沟通及必备技能

一、基本信息

一般情况：患者，曹××，男性，33 岁，身高 169 cm，体重 75 kg。因"双侧股骨头坏死"入院，拟在全身麻醉下行右髋关节置换术。

既往史：强直性脊柱炎 6 年，正规治疗。

过敏史：无。

检查结果：

心电图：窦性心律，T 波改变，心率 71 次/分。

肺 CT：两肺少许慢性炎症，心影改变。

UCG：主动脉瓣重度反流，二尖瓣轻度反流，左室增大（LVEDd 90 mm），LVEF 42%；左房增大（50 mm×45 mm），肺动脉轻度高压，SPAP 45 mmHg。

检验结果：

血常规：WBC $5.1×10^9$/L，RBC $9.6×10^{12}$/L，Hb 152 g/L，Hct 49%，PLT $148×10^9$/L。

血生化：无特殊。

请考生对其进行完整的术前访视及麻醉相关体格检查，并做术前必要告知（不要求签署知情同意书)。

二、请回答以下问题

1. 医患关系问题。
2. 科室沟通题(5分):
由考官即兴设计问题,此问题计分低,仅考查考生临场能力。(可由另一名考官扮演外科医生)(此部分无标准答案,请考官根据考生应变能力综合打分)该患者的床位医生认为既然患者要求,应该先做髋关节置换术,请说服外科医生放弃手术(全髋置换术)。
3. 其他问题。
由考官即兴设计问题,此问题计分低,仅考查考生临场能力。
4. 考生对未来的职业规划。
由考官即兴设计问题,此问题计分低,仅考查考生工作态度。

三、必备技能

略。

考 官 版

麻醉科第一站·常见病例技能综合

一、基本信息

现病史:患者,男性,45岁,因大便带血,痔核脱出10余年,加重半年,诊断为痔疮,直肠脱垂,拟行外剥内扎术。
既往史:无。
查体:73 kg,167 cm,血压130/70 mmHg,心率72次/分,呼吸频率12次/分,吸空气时SpO_2 98%。
检查结果:
心电图:窦性心律,心率66次/分。
胸部CT:双肺小微结节。
超声心动图:基本正常超声心动图。
检验结果:
血常规:Hb 142 g/L,RBC $4.1×10^{12}$/L,PLT $108×10^9$/L,WBC $5.2×10^9$/L。
血生化:未见明显异常。

凝血象:未见明显异常。

二、要求的操作

1. 对模拟病人的监测评估和三方核对。
2. 借助模型进行硬膜外麻醉操作。
3. 借助模型进行桡动脉穿刺术。

三、请回答以下问题

1. 患者拟进行椎管内阻滞,请问:你的麻醉方案有哪些?你更倾向于选择哪种麻醉方法?原因是什么?何为鞍麻?应该如何实施(10分)?

2. 该患者术后拟进行硬膜外持续镇痛,药液配方为 0.15% 罗哌卡因 + 吗啡 4 mg/100 mL,请问鞘内注射阿片类药物有哪些副作用(4分)?

3. 请简述椎管内穿刺的椎间隙体表定位标志有哪些(至少4个)(4分)。

4. 患者拟实施腰硬联合麻醉,请问哪种局麻药不推荐用于蛛网膜下腔阻滞?原因是什么(4分)?

5. 该患者麻醉后平面达到 T_4,请问达到该平面的椎管内阻滞后对患者循环、呼吸等的生理影响有哪些(8分)?

评 分 内 容	满分	扣分
1. 患者拟进行椎管内阻滞,请问你的麻醉方案有哪些?你更倾向于选择哪种麻醉方法?原因是什么?何为鞍麻?应该如何实施?	10分	—
(1) 腰麻	1分	
(2) 腰硬联合麻醉	1分	
(3) 硬膜外麻醉	1分	
(4) 骶管阻滞	1分	
(5) 腰麻以及腰硬联合麻醉更合适,原因是起效迅速,腰硬联合麻醉可提供有效的术后镇痛	2分	
(6) 不推荐硬膜外麻醉和骶管阻滞,原因是起效慢,局麻药难以穿透粗大的 L_5、S_1、S_2 神经根,易造成阻滞不全	2分	
(7) 局麻药液局限在低位腰椎或骶部,使患者获得 $L_{4\sim5}$ 以及骶神经的麻醉,称为鞍麻	1分	
(8) 蛛网膜下腔注入局麻药液后,保持坐位 3~5 分钟可达到"鞍麻"的效果。	1分	
2. 该患者术后拟进行硬膜外持续镇痛,药液配方为 0.15% 罗哌卡因 + 吗啡 4 mg/100 mL,请问鞘内注射阿片类药物有哪些副作用?	4分	—

续表

评 分 内 容	满分	扣分
(1) 早发和迟发性呼吸抑制	1分	
(2) 瘙痒	1分	
(3) 恶心呕吐	1分	
(4) 尿潴留	1分	
3. 请简述椎管内穿刺的椎间隙体表定位标志有哪些(至少4个)?	4分	—
(1) 颈部最突出骨性标志为 C_7 棘突	1分	
(2) 肩胛下角连线为 T_7	1分	
(3) 双侧髂前上棘连线为 L_4 棘突或 $L_{4\sim5}$	1分	
(4) 髂后上棘连线为 S_2	1分	
4. 患者拟实施腰硬联合麻醉,请问哪种局麻药不推荐用于蛛网膜下腔阻滞?原因是什么?	4分	—
(1) 利多卡因	2分	
(2) 因为容易发生一过性的神经症状和马尾综合征	2分	
5. 该患者麻醉后平面达到 T_4,请问达到该平面的椎管内阻滞后对患者循环、呼吸等的生理影响有哪些?	8分	—
(1) 循环:静脉和动脉血管舒张,血压下降,胸段硬膜外($T_1\sim T_4$)也可导致心率下降	2分	
(2) 呼吸:影响较小,但高位硬膜外阻滞,可阻滞部分呼吸肌群,可降低本身存在肺疾患患者的储备功能	2分	
(3) 胃肠功能:肠管收缩,肠蠕动增加,可改善手术野,帮助胃肠功能恢复	2分	
(4) 泌尿:腰骶段硬膜外阻滞,膀胱括约肌阻滞,导致尿排空困难,尿潴留	2分	
总分	30分	

麻醉科第二站·常见病例技能综合

一、基本信息

现病史:患者,男性,59岁,因"摔伤后右侧肩关节疼痛伴活动受限40余天"入院,诊断为右肩关节肩袖损伤,拟行右侧肩关节镜检查+肩袖修补+肩峰成形术。

既往史:高血压、糖尿病病史。

查体:69 kg,168 cm,血压138/85 mmHg,心率85次/分,呼吸频率15次/分,吸空气时 SpO_2 98%。

检查结果：

心电图：窦性心律，心率 85 次/分。
胸部 CT：右肺散在结节，随诊，右肺下叶肺大疱。
颅脑 CT：多灶性腔梗。
颈动脉彩超：双侧颈动脉内-中膜增厚伴左侧斑块形成（单发，狭窄率＜50%）。
检验结果： 未见明显异常。

二、要求的操作

1. 对模拟病人的监测评估和三方核对。
2. 借助模型进行腰麻操作。
3. 借助模型进行桡动脉穿刺术。

三、请回答以下问题

1. 请问该患者可以选择什么麻醉方法？（3分）
2. 该患者全身麻醉后 Bp 128/79 mmHg，HR 76 次/分，体位由平卧位改为沙滩椅位时，Bp 89/57 mmHg，HR 56 次/分，请问：你考虑出现此时情况的原因是什么？如何处理(7分)？
3. 手术开始，为减少关节腔出血，可以采取哪些措施？手术进行 20 分钟，此时有创动脉压 138/91 mmHg（换能器在左心室水平），心率 67 次/分，外科医生诉关节腔渗血明显，这时你如何处理(考官进一步问血压控制在什么水平？)（6分）？
4. 手术结束，为患者行超声引导下肌间沟臂丛神经阻滞作为术后镇痛，请回答图中的解剖结构。还可以选择什么神经阻滞作为术后镇痛的方法(9分)？

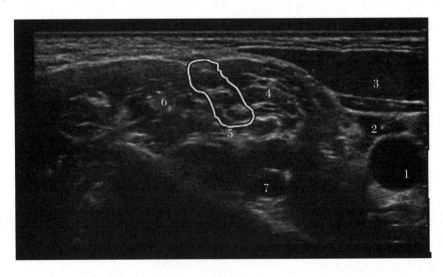

5. 手术时间 2 小时 40 分钟，患者在恢复室观察了 70 分钟仍未苏醒，Bp 102/

58 mmHg，HR 65 次/分，测量耳温为 35.5 ℃，请问此时患者发生了什么情况？如何处理？你的目标体温是多少？（5 分）

评 分 内 容	满分	扣分
1. 请问该患者可以选择什么麻醉方法？	3 分	—
（1）全身麻醉	1 分	
（2）全身麻醉复合神经阻滞	1 分	
（3）神经阻滞（长时间手术不建议）	1 分	
2. 该患者全身麻醉后 Bp 128/79 mmHg，HR 76 次/分，体位由平卧位改为沙滩椅位时，Bp 89/57 mmHg，HR 56 次/分，请问你考虑出现此时情况的原因是什么？如何处理？	7 分	—
（1）可能原因：		
① 全身麻醉引起的血管扩张和心肌抑制	1 分	
② 相对或绝对血容量减少引起的血管-迷走神经反射/Bezold-Jarsch 反射/BJR	1 分	
（2）处理：		
① 静脉补液	1 分	
② 采用屈髋和腿部抬高的体位	1 分	
③ 立刻减缓升高头部的速度	1 分	
④ 静脉注射麻黄碱 5~25 mg 或肾上腺素 5~15 μg（回答阿托品、格隆溴铵、去氧肾上腺素不得分，回答去甲肾上腺素得 0.5 分）	2 分	
3. 手术开始，为减少关节腔出血，可以采取哪些措施？手术进行 20 分钟，此时有创动脉压 138/91 mmHg（换能器在左心室水平），心率 67 次/分，外科医生诉关节腔渗血明显，这时你如何处理？（考官进一步问血压控制在什么水平？）	6 分	—
（1）措施：		
① 灌洗液加入肾上腺素	1 分	
② 控制性降压	1 分	
（2）处理：		
① 换能器位置应调整至外耳道水平或 Willis 环水平以得到正确的动脉血压；	2 分	
② 该患者合并有腔梗和颈动脉斑块，平均动脉压应保证脑灌注为原则，平均动脉压应降低不超过基础平均动脉压的 30%，或 MAP>70 mmHg	2 分	
4. 手术结束，为患者行超声引导下肌间沟臂丛神经阻滞作为术后镇痛，请回答图中的解剖结构。还可以选择什么神经阻滞作为术后镇痛的方法？	9 分	—
1：颈内动脉	1 分	
2：颈内静脉	1 分	
3：胸锁乳突肌	1 分	

评 分 内 容	满分	扣分
4：前斜角肌	1分	
5：臂丛神经	1分	
6：中斜角肌	1分	
7：椎动脉	1分	
还可以选择臂丛上干阻滞、肩胛上神经阻滞、腋神经阻滞、肩胛下神经阻滞、喙突旁臂丛阻滞、肋锁间隙神经阻滞、选择性神经根阻滞等作为术后镇痛（答出1个得1分，总分2分）	2分	
5. 手术时间2小时40分钟，患者在恢复室观察了70分钟仍未苏醒，Bp 102/58 mmHg，HR 65次/分，测量耳温为35.5 ℃，请问此时患者发生了什么情况？如何处理？你的目标体温是多少？	5分	—
（1）苏醒延迟、低体温	1分	
（2）处理：		
① 给予主动保温措施，暖风机、输液加温、电热毯等	1分	
② 常规使用被动保温措施如覆盖棉毯	1分	
③ 维持恢复室室温不低于23 ℃	0.5分	
④ 可使用药物适当提升血压如去氧肾上腺素，如出现寒战，可给予曲马多、右美托咪定等。持续监测体温	0.5分	
（3）体温维持目标：36 ℃	1分	
总分	30分	

麻醉科第三站·面试沟通及必备技能

一、基本信息

一般情况：患者曹××，男性，33岁，身高169 cm，体重75 kg。因"双侧股骨头坏死"入院，拟在全身麻醉下行右髋关节置换术。

既往史：强直性脊柱炎6年，正规治疗。

过敏史：无。

检查结果：

心电图：窦性心律，T波改变，心率71次/分。

肺CT：两肺少许慢性炎症，心影改变。

UCG：主动脉瓣重度反流，二尖瓣轻度反流，左室增大（LVEDd 90 mm），LVEF 42%；左房增大（50 mm×45 mm），肺动脉轻度高压，SPAP 45 mmHg。

检验结果：

血常规：WBC 5.1×10^9/L，RBC 9.6×10^{12}/L，Hb 152 g/L，Hct 49%，PLT 148×10^9/L。

血生化：无特殊。

请考生对其进行完整的术前访视及麻醉相关体格检查，并做术前必要告知（不要求签署知情同意书）。

病例摘要（SP 用）

1. 基本情况	患者曹××，男性，33 岁，身高 169 cm，体重 75 kg。因"双侧股骨头坏死"入院，拟在全身麻醉下行右髋关节置换术 **SP 就诊状态**：模拟的年龄范围青年男性，体型中等，高中学历，轻中度焦虑，对答切题
2. 现病史	因"双侧股骨头坏死"入院，拟在全身麻醉下行右髋关节置换术
3. 相关病史	**既往史**：强直性脊柱炎 6 年，正规治疗。近期有心慌胸闷，夜间阵发性呼吸困难

SP 脚本

（男，33 岁，体型中等，教育水平高中，自由职业，轻中度焦虑）

	医　　生	患　　者
1. 问候及患者信息确认	您好！我是麻醉科××医生，您是曹××吗？	是的
	是明天手术吧？	是的
2. 现病史	请问您知道做什么手术吗？	股骨头坏死，要换关节（手指右侧髋部）
	您股骨头坏死，是吃什么药还是外伤导致的？	医生说是我吃激素吃的
	您是因为什么要吃激素？	我有强直性脊柱炎
	哦，那您都服用什么药？	有激素，还有止痛的，还有一种治疗强直性脊柱炎的药，名字我不记得了
	那您激素还在吃吗？	这几年医生说控制得还可以，已经停了一年多了
3. 相关病史	您有高血压吗？	没有
	您有糖尿病吗？	没有
	有没有气管炎？	没有
	有心脏病吗？	没有。但是这次检查医生说我心脏有点问题
	是的，您平常活动之后可有心慌胸闷的感觉？	没有，我现在走路腿疼，活动很少
	那您有没有夜里睡觉，觉得胸闷，喘不过气，要坐起来？	最近一个月确实有几次这样

续表

	医　　生	患　　者
		医生,我这个心脏病重不重啊?(2分)
	这样,根据您的超声报告,您的主动脉瓣膜病变已经很严重了,而且造成了您的心脏扩大,我们认为您还是需要先做心脏手术,再做髋关节手术比较合适	
		这样啊,可是我还是尽快把这个关节换好,我还要找工作(3分)
3. 相关病史	嗯嗯,可以理解,但是根据您最近的症状,您的心脏功能已经到了失代偿期,这个髋关节手术术后是需要功能锻炼的,您的心脏功能恐怕不能承受术后康复锻炼,这样反而达不到你需要的手术效果。来日方长,我们建议您还是尽快做心脏手术	那我和我家里人再商量一下
	好的,我会和您的床位医生讨论你的病情和治疗方案	嗯,好的
	以前可住过院开过刀?	没有
	可还得过其他疾病?	那就没有了
	最近有感冒发烧咳嗽吗?	没有
	抽烟吗?	不抽烟
	喝酒吗?	不喝酒
	有没有什么药物或者食物过敏的?	没有
4. 评估气道	请尽量头后仰(观察颈部活动度,甲颌间距、有无小下颌)	张口度正常,颈部左右活动尚可,后仰受限
	请左右活动颈部(观察颈部活动度)	
	请张开嘴,张到最大(观察张口度、马氏评分)	
	有没有假牙?	没有
	有没有活动的牙齿?	没有
5. 其他	您今晚12点后就不要吃不要喝了,但是明天早上的降压药物还要继续口服,早上起床抿一口水或者不喝水把降压药吃掉。降糖药不能吃(如决定暂缓手术,该患者可不做交代)	好的

二、请回答以下问题

1. 医患关系问题。

(1) 医生,我这个心脏病严重不严重啊(2分)?

(2) 这样啊,可是我还是尽快把这个关节换好,我还要找工作(3分)。

2. 科室沟通题(5分)。

由考官即兴设计问题,此问题计分低,仅考查考生临场能力(可由另一名考官扮演外科医生)(此部分无标准答案,请考官根据考生应变能力综合打分)。

该患者的床位医生认为既然患者要求,应该先做髋关节置换术,请说服外科医生放弃手术(全髋置换术)。

参考答案:已经与患者进行沟通,患者已有所顾虑,再将手术麻醉风险告知外科医生(可结合心脏外科会诊意见,告知心源性猝死等风险),争取外科医生同意,如意见仍不统一,汇报主任。

3. 其他问题。

由考官即兴设计问题,此问题计分低,仅考查考生临场能力。

4. 考生对未来的职业规划。

由考官即兴设计问题,此问题计分低,仅考查考生工作态度。

三、必备技能

略。

第六章 脚本编写纲要

一、脚本的应用场景

麻醉科病例脚本的应用场景主要提炼于麻醉科的日常工作中,包括但不限于以下场景:

(一)麻醉评估门诊

通过典型病例的病史、主诉、既往史等,帮助学员熟悉手术患者(多见于日间手术患者或无痛诊疗患者)的一般情况,如何给患者提供麻醉方案及术前教育、心理人文支持等,当然也可以侧重于医患沟通能力的培养。

(二)疼痛门诊

通过标准化病人(standardized patient,SP),可以形象化各种疼痛相关疾患的症状、主诉、体征等,帮助学员建立疼痛门诊的诊疗思维,制订诊疗方案。

(三)术前访视和术后会诊

模拟术前访视帮助麻醉学员更好地评估患者的病情,制订合理的麻醉治疗方案。此场景强调麻醉医生获取患者病史信息(包括问诊技巧,针对性的体格检查等)和医患沟通能力,也是临床麻醉规培医生每天都要面对的场景。从"常见"中凝练"经典",帮助学员在模拟教学中以最少的时间"见识"最多类型的患者,并形成正确且有效的沟通风格。此场景也涉及麻醉术前准备,需要医医合作,如何与外科医生进行有效沟通,并帮助提醒完善必要的术前检查,也是麻醉医生的学习要点。

(四)术后随访

相对强调医患沟通及相关科室协作,考查麻醉医生对患者的病情进行跟踪和管理能力,相对于术前访视,有可能更多地考查一些术后并发症的诊断和鉴别诊断。

(五)围术期危机处理

这也是经常使用的场景,围术期的危机是麻醉科医生时常要面对的场景。由于临床危机状况的偶发性和紧急性,常需要模拟情景来帮助教学。针对常见危机或经典危机,通过使用病例脚本运行,对麻醉学员进行同质化且安全的麻醉教学。麻醉的术中管理核心目标是维持术中生命体征的平稳,通过术中麻醉及手术过程出现的异常事件,麻醉学员给出管理方案或者治疗方法,帮助其提高麻醉管理水平。这部分的脚本还包括患者基本及异常生命体征的编辑,以及其他人员(包括麻醉医生、手术医生、巡回及洗手护士等)的台词、动作等编辑。

(六)恢复室场景

麻醉医生也在恢复室进行工作,故也需要针对复苏事件进行脚本编写与运行,这部分更强调医患沟通和医护协作,也可以关注到复苏室麻醉医生与主麻医生的交接工作,多任务处理等。

上述这些场景均可以作为脚本编写的背景,当然,同样的场景和脚本可应用于不同的教学实践中,如教学查房、情景模拟教学,危机处理以及各种竞赛,也可根据教学对象(如本科生、实习生、规培生、进修生等)和教学目标的不同,进行脚本内容的微调和增减,灵活运用。

二、脚本的来源及编写要素

麻醉科病例脚本的来源通常包括手术麻醉记录、患者病历、临床观察和实验室检查等。这些素材用于编写麻醉科病例脚本,以便记录病人的基本情况,手术过程、麻醉方法和效果,以及手术后的恢复情况等,从事教学工作的医生在日常工作中要注重原始资料的记录和收集(病例记录,临床检查,影像学资料和照片)。

(一)手术麻醉记录

这是麻醉科病例脚本的主要来源。在手术过程中,麻醉医生会记录患者的病史、体格检查、诊断、手术方式、麻醉方法和用药情况等,这些信息对于病例脚本的编写非常重要。

(二)病房病史病历

住院病历是患者住院期间医疗信息的汇总,包括患者的主诉、病史、体格检查、诊断、治疗方案、手术记录、用药记录等,这些信息同样重要。

(三)门诊病历

对于一些在门诊进行的手术或检查,麻醉医生会在门诊病历中记录相关的医疗信息,这些信息也可以为麻醉科病例脚本的编写提供参考。

(四)会诊记录

在一些复杂病例或需要多学科协作的病例中,麻醉医生可能会参与会诊,并记录会诊过程中的重要信息,这些信息也可以为麻醉科病例脚本的编写提供参考。

(五)影像学资料

一些影像学检查,如心电图、心超、CT、MRI等,在实际教学活动中,如条件有限,可以打印出来,也可以作为图片展示在电脑或整合入教学软件中。

综上,麻醉相关的病例脚本的来源非常广泛,患者围术期的相关资料均为麻醉场景提供资源。这些信息可以帮助麻醉学员全面了解病例中患者的病情和手术情况,从而为患者制定相应的麻醉方案或者处理相关术中危机情况。

需要注意的是,脚本是依据临床真实病例的整理、整合,切忌没有任何依据的"编造"脚本,否则可能会犯一些逻辑上的错误。当然,临床上一些很复杂的病例,或者真实病情,发病原因不明的患者,同样不适合做脚本的素材。可以根据教学目标的不同,对原始病例进行一些剪辑、提炼,删去一些容易导致学生思维混乱或偏离的内容,聚焦于 2 个左右的教学目标,进行一些加工。

三、编写麻醉科病例脚本的要素

(一) 病人基本信息

包括姓名(可用张××或李××代替)、性别、年龄、身高、体重、手术日期和时间等。

(二) 患者现病史

麻醉医生往往忽视现病史的描述,但现病史往往和病情的严重程度、治疗决策、患者的手术诉求等密切相关。

(三) 患者既往史

包括高血压、糖尿病、心脏病、哮喘等基础病病史、手术史、麻醉史、过敏史、近期健康状况及活动情况。

(四) 手术信息及麻醉信息

手术信息包括手术名称、手术部位、手术方式、手术持续时间、手术中的重要事件等。麻醉信息:包括麻醉方法、麻醉药物种类和剂量、麻醉效果、麻醉过程中的重要事件等。术中监测数据:包括生命体征(如心率、血压、呼吸频率等)、麻醉深度监测数据(如呼末二氧化碳、麻醉气体监测等)、尿量等。

(五) 术后恢复情况

包括苏醒时间、拔管时间、离开手术室时间、术后并发症等。如有恢复室异常事件,也算编写要素。

上述五项信息在脚本编写时需要考虑到考核要点及 SP 文化程度,以通俗易懂的文字表达并标注如何给予信息。结合不同的病例考试情况,有的病史信息需要学员在访视病人时与 SP 沟通才能获得,有的病史资料需要在情景演练中与模拟外科医生或模拟巡回护士的沟通中获得。这些需要 SP 提供的资料(SP 包括标准病人、模拟病人、模拟外科医生、模拟护士等所有教辅人员),需要在脚本中着重标注,并告知 SP 此脚本是需要"主动给予信息"还是

"被动等待询问时给予信息"这种选择依据病例考核难度予以区分,如果需要降低难度,可以安排 SP 主动给予信息。

(六) 跨科室协作

针对复杂患者,临床中也常有多学科协作的场景,如何共享患者信息,有效跨科室协作,培养领导能力,协作意识,提高围术期医疗水平,也是麻醉医生需要掌握的本领之一,但是此类患者相对复杂,一般不作为规培要求。

(七) 危机处理的脚本设计的注意事项

在危机处理的脚本中,需要设计不同的场景及不同场景切换的要素或条件,每一场景为一方框,按照学员的不同临场反应"走入"不同的下一场景,脚本编写中需要设计诸如思维导图的发展走行图。如术中低氧血症的处理流程图如图 5.1 所示。

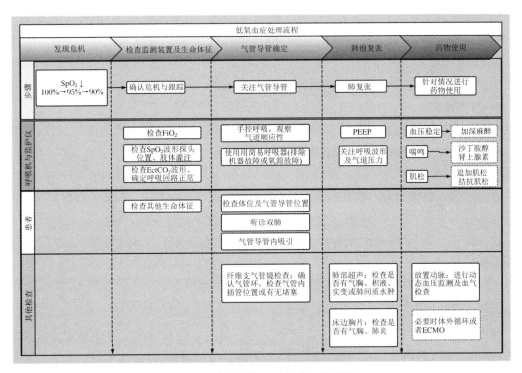

图 5.1　术中低氧血症的处理流程图

总之,麻醉科所有涉及的工作场景均可以纳入脚本编写的场景,针对不同的常规工作,精炼出经典案例、经典场景。进行模拟教学或相关考试,来源于实际,运用到实际。

四、脚本编写及 SP 培训的技巧

(一) 经典的脚本

经典的脚本是以一问一答的形式呈现的,必要时也可以增加情感元素和肢体动作的备

注,麻醉科病例脚本编写需要掌握以下技巧:

1. 语言简洁明了

用简洁明了的语言描述病情、手术方案、麻醉方案等,避免模糊不清或使用不规范的缩略语。患者的台词可以适当口语化,但所有台词严禁使用方言。

2. 结构清晰

病例脚本应该按照一定的结构进行编写,例如:患者基本情况、主诉、现病史、既往史、手术方案、麻醉方案、术中管理、术后随访等。

3. 重点突出

在编写病例脚本时,应该突出本次模拟教学需要考查的重点内容,是患者的病情评估,麻醉方案制订还是医患沟通的技巧?其中尤其要重点考虑 SP 进行有目的的询问的内容,这部分内容通常与考核目标有关,一般一个脚本需要编辑 2~3 个这样的考点。

4. 客观真实

病例脚本应该客观真实地记录患者的病情、手术过程、麻醉过程等,不能夸大或缩小事实,要符合患者的人文背景(经济状态、教育水平等)、社会背景、文化及地域差异等。

5. 格式规范

病例脚本的格式应该规范,包括字体、字号、排版等,以便医生阅读和存档。

6. 内容完整

病例脚本应该根据教学目标呈现必要的内容,包括但不限于患者的基本情况、手术过程、麻醉过程、术后随访等内容,确保医生能够全面了解患者的情况。

7. 遵守法律法规

在编写病例脚本时,应该遵守相关的法律法规和医疗伦理规范,确保病例脚本的合法性和合规性。

需要特别强调的是,脚本在编写完成后,必须经历多次运行不断完善,方可形成一个较为完整的教学资料。

(二)麻醉科 SP 的培训技巧

标准化病人(SP)的使用始于 19 世纪 60 年代,目前已经成为医学专业培训中常见的教学方法,也是客观结构化临床考试(OSCES)中普遍认可的考查手段,用于评估考查对象的沟通技巧、信息收集能力等。标准化病人,是指经过标准化、系统化培训之后能准确表现病人实际临床问题的正常人。由于经过专业培训和高级的化妆技巧,这些人能够准确呈现相应病例的症状,包括走路姿势、身体动作、疼痛的程度、面部表情,甚至一些体征等。学生根据"病人"表现出来的症状询问病史、判断病情,作出正确的诊断。SP 可以给操作者进行评分,对操作技巧进行反馈,同时起到病人、教师、评估者的多重作用。培训 SP 时,需要着重培训以下几项技能:

1. 病例摘要分析和记忆能力的训练

(1)读:几个 SP 之间可以互为角色,讨论及互相提出问题,解释,保证读懂材料,完整正确地呈现脚本内容。

(2) 划：理解考点及重点信息的给予方式，划关键词。

(3) 背：记忆相关内容。

(4) 用：正式考试之前，可用角色扮演的形式进行对"台词"。

2．应答原则的训练

(1) 严格按照病例摘要和脚本表演，对所有考生保持一致。

(2) 被动回答提问，不主动告知未问及的内容（不问不答）。

(3) 涉及考查内容，在脚本中特别标注的问题，如果学员没有提及，需要 SP 寻找时机"提出问题"。

(4) 被问及未列出的内容，可结合自身实际情况回答，或回答"不清楚""不记得了"。不要用专业术语回答问题，用通俗易懂、符合病人角色的语言。

(5) 考生或学员使用专业术语提问时，可告诉听不懂。

(6) SP 被一次问及多个问题时，可只回答第一个或最后一个问题。

(7) 听不清学生提问时，可以要求再问一次。

3．注意事项

(1) 保持放松的心情，避免紧张。

(2) 尽量使用交谈的方式，这样比较自然。

(3) 切忌学生提问尚未结束时，SP 即已回答了问题，这会使考试难度降低。

(4) 切忌语速过快，"对答如流"，语速要符合患者的年龄和身份特点。放慢语速可以缓解紧张情绪，也可以避免过早回答了学生尚未问到的问题。

4．SP 要进行分组

SP 尽量根据年龄、性别、体形等特点进行分组，方便后期形成 SP 库时的选用。SP 需要能够收放自如。"收"是能够控制自己的语言，避免出现可能会误导学员的"字词句"；"放"是指允许 SP 有个性地呈现，涉及必须提出的问题，需要"适时"提出。

五、脚本案例

硬膜外穿破后头痛

病史采集题卡

基本情况	患者曹××，女性，34 岁，因孕足月，臀位，3 天前行剖宫产术。行硬膜外穿刺发现硬膜穿破，脑脊液流出，更换穿刺间隙，麻醉手术成功
要求	请您围绕以上基本情况，进行麻醉前访视，采集麻醉相关内容
时间	
分值	

病例摘要(SP 用)

1. 基本情况	患者曹××,女性,34 岁,因孕足月,臀位,3 天前行剖宫产术。行硬膜外穿刺发现硬脊膜穿破,脑脊液流出,更换穿刺间隙,麻醉手术成功 **SP 就诊状态**:模拟的年龄范围 34 岁左右,青年女性,小学教师,体型偏胖,去枕平卧位,因头痛重度焦虑,对答切题	背景介绍: 硬脊膜穿破,已见到脑脊液(明确诊断) SP 基本信息: 中年女性,较为焦虑,需要考查学员就此焦虑状态进行安抚 患者为知识分子,有一定知识储备,会进行准确的症状描述,可以相对容易沟通
2. 现病史	因孕足月,臀位,3 天前行剖宫产术。行硬膜外穿刺发现硬膜穿破,脑脊液流出,更换穿刺间隙,麻醉手术成功。术后第 2 天直立位出现头痛	患者麻醉情况简介 症状提示:体位性低血压
3. 相关病史	**既往史**:3 天前剖宫产术;无明确药物食物过敏史;无过敏性鼻炎、哮喘病史;无结核、肝炎等传染病史;无家族性遗传病史 **个人史**:无吸烟饮酒史,无毒物接触史	患者病史、既往史、个人史简介

SP 脚本

	医　生	患　者	编写备注提示 (实际不需要展现)
1. 问候及患者信息确认	您好!您是曹××吗?	是的	核对病人信息,不需要严格顺序,只需要 SP 记住个人信息
	我是麻醉科××医生,您现在的主要问题是什么?	头痛(痛苦貌)	SP 需要展现头痛的情况,并协同用语言表述
2. 现病史	疼痛在什么位置?左边还是右边?	不是,就是脖子后面疼,早上起床突然特别疼,现在不敢起来了,疼好一点了	SP 需要准确描述症状
	按压感觉疼吗?	不疼	

第六章 脚本编写纲要

续表

	医 生	患 者	编写备注提示（实际不需要展现）
2. 现病史	双手双脚有没有力气,有没有感觉哪边没劲,发麻?		此处不问不答,未特别标注,也不作为考核扣分点,但是如果病例考核内容为其他并发症,可以酌情标注让SP展现症状
3. 相关病史	我了解了一下你当时麻醉的情况,我们的麻醉医生当时和您反复交代了,要绝对卧床		
		当时是这么讲的,我也卧床了呀,可是昨天解大便,在床上实在解不出来,就起来了,我以为就那么一会儿,应该没问题	背景提示:麻醉医生已经医嘱绝对卧床。SP需要记忆此点
	需要绝对卧床,大小便也要在床上的		
	有没有什么东西过敏,药物过敏?	没有	
		我这不会有什么后遗症吧,不会好不了吧?（2分）	此处为考核点,如果学员没有提及后遗症,SP需要自己提问
	不会的,您可以放心,只要绝对卧床一周,肯定可以好的,而且不会有后遗症		
		要1个礼拜啊,你看我隔壁床术后3天都出院了,你这是不是医疗事故?（3分）	此处为考核点,如果学员没有提及后遗症的准确时间和医疗事故相关问题,SP需要自己提问准确的问题

医 生	患 者	编写备注提示 （实际不需要展现）
3. 相关病史	这是麻醉操作常见的不良反应，就和手术有出血一样。你的硬膜上有一个针孔，只要绝对卧床，把这个针孔长好就完全好了，但是如果你总是起床，这个小孔就总是长不好	好的，我知道了	

请回答以下问题

1. 医患关系问题（由 SP 代为提问）。

(1) 我这不会有什么后遗症吧？不会好不了吧（2 分）？

(2) 要 1 个礼拜啊，你看我隔壁床的病友术后 3 天都出院了，你这是不是医疗事故（3 分）？

2. 科室科沟通题（5 分）。

由考官即兴设计问题，此问题计分低，仅考查考生临场能力（可由另一名考官扮演外科医生）（此部分无标准答案，请考官根据考生应变能力综合打分）。

硬膜外穿刺时发现硬脊膜穿破，此时你应该如何和产科医生沟通并交代？